LOCUS

LOCUS

LOCUS

LOCUS

Smile, please

Smile 150

經絡解密 卷五

雙太陽健美組合，人體背景最雄厚的護衛官

——小腸經＋膀胱經

作者 沈邑穎

策畫 蕭菊貞

封面畫作 吳冠德

內頁圖 小瓶仔

責任編輯 李濰美

美術設計 許慈力

校對 余宛眞、鄒牧帆、張黴馨、林坤立

陳立山、張玉玲、蕭菊貞、沈邑穎

出版者：大塊文化出版股份有限公司

台北市 105022 南京東路四段 25 號 11 樓

www.locuspublishing.com

讀者服務專線：0800-006689

TEL：(02)87123898　FAX：(02)87123897

郵撥帳號：18955675　戶名：大塊文化出版股份有限公司

法律顧問：董安丹律師、顧慕堯律師

版權所有　翻印必究

總經銷：大和書報圖書股份有限公司

地址：新北市新莊區五工五路 2 號

TEL：(02) 89902588　FAX：(02) 22901658

初版一刷：2019 年 12 月

初版五刷：2023 年 8 月

定價：新台幣 650 元

Printed in Taiwan

經絡解密

卷五

解密

雙太陽健美組合，人體背景最雄厚的護衛官

小腸經 + 膀胱經

沈邑穎 醫師

目錄

18 十二經絡中的雙太陽：
手太陽小腸經與足太陽膀胱經

21 《經絡解密》導言

25 **小腸經總論**

26 **外剛內柔的花木蘭**

28 **一、小腸腑的特色**

29 1. 小腸是受盛之官

30 2. 小腸經功能：化物出焉

30 【泌別清濁】

32 【小腸主液】功能之一：利小便以實大便

33 【小腸主液】功能之二：濡養組織器官與關節

34 中醫師不傳之祕：痛風與小腸的關係

37 **二、小腸經系統特色**

38 1. 小腸經古稱「肩脈」

40 2. 太陽主一身之表，護衛君主

42 | **三、小腸經的合作關係**

42 | 小腸與心的關係～從屬護衛

42 | 1. 小腸經是護主心切的禁衛軍

44 | 2. 與心同行的好婦友

45 | 胃—小腸—大腸的關係～吸收血津液一條龍

45 | 1. 小腸與胃的關係～營養再吸收

46 | 2. 小腸與大腸的關係～津液及糟粕

46 | 3. 小腸與大腸協助人體氣血運行

47 | 小腸與膀胱的關係～水務及防禦

48 | 小腸與脾的關係～水精輸送

49 | 小腸與腎的關係～隱性關係

52 | 小腸經四大系統循行圖（捷運圖）

55 | **小腸經四大系統**

56 | **一、小腸手太陽之脈（經脈）**

57 | **手太陽小腸經——循行特色**

58 | 文武兼備的小腸經

60 | 1. 上肢部的「手刀」路線

61 | 第一個關節處：「上踝中」

61 | 彎曲而行，善於控制旋轉的「養老穴」

61 | 第二個關節處：「出肘內側兩骨之間」

62 | 「後溪穴」連結小腸經和督脈

64 | 第三個關節處：「出肩解，繞肩胛，交肩上」

66 | 小腸經上肢部解密：

重點在肩胛骨，屬於心臟保護結構

67 | 2. 胸腹部的「御膳房」路線

68 | 竹葉的功效與小腸經特質的關係

70 | 小腸經胸腹部解密：

主要與營養的吸收和輸送有關

72 | 3. 頭面部的「耳目」路線

72 | 頸部和面部四穴：

天窗穴、天容穴、顴髎穴、聽宮穴，個個身手不凡

73 | 鼻旁路線也是小腸與心的反應區

75 | 小腸經頭面部解密 1：

頭面部循行特色與其為心的耳目有關

76 小腸經的雙 V 循行路線與

《卷四》心經經脈、經別有關連

76 小腸經頭面部解密 2：

臉部回春的秘密——向上提拉肌肉

79 小腸經頭面部解密 3：顴骨的健康學和面相學

80 顴髎穴位置及針法

82 **手太陽小腸經——病候**

82 1. 循行所過的肢體部位：

上肢循行部位的疼痛和面頰、下頷的腫脹疼痛

83 2. 頭面五官科：以耳目病為主，耳病是重點

84 3. 小腸經主液之所生病

84 中醫師不傳之祕：肩胛骨對於人體的影響

86 中醫師不傳之祕：胸痹與小腸經的關係

90 中醫師不傳之祕：太陽經土表證的特色

92 **二、手太陽之正（經別）**

93 肩腋心腸線

94 小腸經別在胸腹部的隱形道路

96 | 中醫師不傳之祕:「胞脈」意涵和相關病證

96 | 1.「胞」的定義

97 | 2.「胞」的病變反應區

97 | 3.與「胞」相關的病證:分為血病與水病兩大類

101 | 4.與「胞脈」相關的病證～「倒經」

102 | 中醫師不傳之祕:癥瘕積聚與婦科的關係

102 | 中醫對於「癥瘕積聚」的概念

105 | 腸覃及石瘕

108 | **三、手太陽之別(絡脈)**

109 | **小腸絡脈──循行特色**

109 | 支正絡肩髃

111 | **小腸絡脈──病候**

112 | 中醫師不傳之祕:支正穴的秘密

114 | **四、手太陽之筋(經筋)**

114 | **小腸經筋──循行特色**

116 | 上肢部(路線 1 ～ 4)

120 頭面部（路線 5 ～ 7）

122 小腸經筋解密：本經筋在頭部及五官的循行意義

124 小腸經筋——病候

127 小腸經四大系統循行特色

127 保護心臟的禁衛軍

129 剛柔並濟的花木蘭特質

130 中醫師不傳之祕：乳突外張的臨床意義

132 中醫師不傳之祕：「落枕」的中醫臨床概念

134 中醫師不傳之祕：

小腸經筋隱藏人體頭頸及手臂旋轉的關鍵

136 中醫師不傳之祕：

養老穴善於處理身體旋轉與老化問題

141 **小腸經的保健**

142 **一、平日的照護**

146 **二、小腸經常用保健穴位**

147 ┃ 重要穴位及主治功能

147 ┃ 1. 疏通龍骨和肩背的後溪穴

149 ┃ 2. 喚醒小腸經主液的腕骨穴

150 ┃ 3. 防老回春和控制旋轉的養老穴

151 ┃ 4. 善於提拉和鬆頸肩的顴髎穴

151 ┃ 多穴合作療效更佳

151 ┃ 1. 改善胸背痛和胸痹的正支穴 + 肩髃穴

153 ┃ 2. 乳腺一條通的少澤穴和前谷穴 + 肩髃穴

155 ┃ **小腸經的人生哲學**

156 ┃ **一、小腸腑功能教導我們的人生哲學**

157 ┃ 受盛之官：受納包容，豐盈飽滿

157 ┃ 泌別清濁：理性分析，悲智雙運

158 ┃ 化物出焉，忍耐待時，溫婉含蓄

159 ┃ **二、小腸經循行教導我們的人生哲學**

159 ┃ 太陽特質：溫暖熱情，無私給予

159 ┃ 手刀、肩脈、心之耳目及旋轉結構：

文武兼備，外剛內柔

165 | # 膀胱經總論

166 | ## 假如我們還是一隻鱷魚……
167 | ### 一、膀胱腑的特色：州都之官
169 | 1. 中醫稱膀胱為「水腑」
171 | 2. 膀胱藏津液與氣化，功能失常易有頻尿、尿失禁問題
173 | 3. 膀胱氣化所司，還包括汗液
175 | 4. 膀胱在面部對應位置為「人中」

177 | ### 二、膀胱經系統特色：人體最長的經絡
179 | 1. 為什麼這麼厲害的經絡成為「足太陽膀胱經」？
180 | 2.「足太陽經」的威力
181 | 全面包覆背部，主一身之表，護衛全身
182 | 為諸陽之氣
183 | 與肺經共管皮毛和衛氣
186 | 3. 足太陽膀胱經循行特色

187 | 面部五官特別重視眼睛與鼻子

190 | 從頭頂入絡腦部，與神智有關

190 | 腰背部有五臟六腑及任督二脈的背俞穴

191 | 膀胱經主筋之所生病

191 | 4.足太陽膀胱經系統的重要性

193 | **三、膀胱經的合作關係**

193 | 膀胱與腎：表裡配合關係

194 | 膀胱與肺：護表與津液關係

195 | 膀胱與三焦：水道、毫毛腠理及原氣關係

196 | 膀胱與肺腎三焦：氣機與津液

196 | 膀胱與心：主表關係

196 | 膀胱與小腸：同名經與泌別清濁關係

198 | 膀胱經四大系統循行簡圖

201 | **膀胱經四大系統**

202 | **一、膀胱足太陽之脈（經脈）**

203 **足太陽膀胱經脈——循行特色**

204 1. 頭面部的「啟動衛氣」路線

206 1-1 起於目內眥，上額，交巔

209 1-2 其支者，從巔至耳上角

210 1-3 其直者，從巔入絡腦 & 1-4 還出別下項

213 「巔」的部位及「從巔入絡腦」

216 還出別下項，循肩髆

217 解密：膀胱經頭面部循行的其他奧秘

222 2. 腰背部的「臟腑黃金路線」

224 膀胱經腰背部循行的三項特色

224 特色一：腰背部分為「內側」與
「外側」兩條路線

224 特色二：在腰部另外分出「體腔內部路線」

225 特色三：從臀部到下肢又分為
「膀胱經本線」與「膀胱經側線」

226 膀胱經脈三大循行特色：成就膀胱經對於
人體的四大貢獻

226 貢獻一：主一身之表，與肺經共同防禦人體

227 ｜ 貢獻二：藏有五臟六腑和相關的背俞穴

227 ｜ 精彩的五臟六腑俞穴

231 ｜ 與臟腑背俞穴並列的穴位，

可加強相對應的臟腑功能

232 ｜ 臟腑背俞穴的定位

235 ｜ 臟腑背俞穴的分區特色

237 ｜ 貢獻三：腰部的重大任務：護腎為本

240 ｜ 貢獻四：臀部的重大任務：傳宗接代

241 ｜ 3. 下肢部的「高手如雲」路線

242 ｜ 大腿部位：從臀部到膕窩分為

「膀胱經本線」與「膀胱經側線」

245 ｜ 小腿及足背部位：單線且外偏的路線

250 ｜ **足太陽膀胱經脈──病候**

256 ｜ **二、足太陽之正（經別）**

257 ｜ 膀胱經別──循行特色：胱腎心別線

259 ｜ 新增 - 膀胱與心臟的關係

261 ｜ 加強 - 腎臟與心臟的關係

264 | **三、足太陽之別（絡脈）**

265 | **膀胱絡脈——循行特色**

269 | **膀胱絡脈——病候**

272 | 中醫師不傳之祕：

膀胱經絡穴飛陽穴是治療鼻病的專穴

276 | 中醫師不傳之祕：麻黃是肺經與膀胱經共同代表藥

278 | 中醫師不傳之祕：膀胱經與夜尿的關係

282 | **四、足太陽之筋（經筋）**

286 | **膀胱經筋——循行特色**

287 | 1. 下肢部

292 | 2. 腰背部

294 | 脊項線

295 | 肩上線

296 | 腋下線

301 | 3. 頭面部

303 | 舌本線

304 | 完骨頄線

307 | 鼻眼線

310 | 中醫師不傳之祕：鼻眼線暗藏的特色

310 | 1. 目上綱特色

311 | 2. 頄部特色

312 | 3. 鼻眼線與口的關係

313 | 中醫師不傳之祕：

膀胱經脈病候主筋所生病與經筋的關係

316 | 解密：膀胱經筋頭面部循行特色

316 | 1. 大面積包覆膀胱經脈頭面部循行

317 | 2. 彎曲蜿蜒分布至面部

319 | **膀胱經筋——病候**

320 | **膀胱經四大系統總結**

323 | # 膀胱經的保健

324 | ## 一、膀胱經平日保健法：與太陽同行

331 | ## 二、中醫師不怕治嗽，讀者也可以自保

335 | **三、膀胱經常用保健穴位**

335 | **頭面部疾病配穴**

335 | 眼病遠近配穴

337 | 鼻病遠近配穴

340 | **頸項腰背部疾病配穴**

340 | 頸項病遠近配穴

341 | 腰背病遠近配穴

343 | 背俞穴疼痛可取該臟腑的經穴治療

344 | 慢性腰痛容易在第四、五腰椎之間出現血絡

345 | **四、膀胱經系統與好友臟腑系統的相關用穴**

351 | **膀胱經的人生哲學**

359 | **附錄：**
膀胱經背俞穴之部位及排列順序與臨床診治意義

十二經絡中的雙太陽：
手太陽小腸經與足太陽膀胱經

雙太陽為心腎兩臟專屬的護衛官

手太陽小腸經與足太陽膀胱經都是太陽經，屬於手足同名經的兄弟經絡，其循行部位和功能有相似之處，也保有各自的特色，兩者相輔相成，成為人體背部重要的經絡系統。

小腸經與膀胱經都屬於十二經絡循行的第二團隊「聚餐團隊」成員，介於心經與腎經之間，為聚餐團隊第二及第三條經絡，分別旺於未時和申時，也就是下午 1 點到 5 點之間。

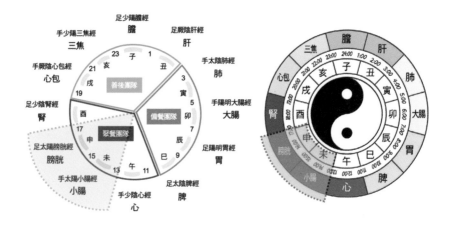

太陽經與少陰經為表裡經，因此手太陽小腸經配手少陰心經，足太陽膀胱經配足少陰腎經，雙太陽經系統是心腎兩臟專屬的護衛官，軀幹的分布重點都在於保護心臟與腎臟。太陽經主要循行人體陽面後線，涵蓋面部、頭項，上肢、肩背和下肢。肩背部循行重點在守護心與腎，頭面部循行於眼睛與耳朵附近，成為心腎的耳目。

雙太陽健美組合

小腸與膀胱兩腑在功能上有相似處，如小腸為受盛之官，膀胱為州都之官，都與津液代謝有關。而小腸的泌別清濁，膀胱主一身之表及為諸陽主氣，則另有特色，後文會詳細介紹。

雙太陽經脈系統也各有特色，如小腸經系統與防禦和美麗有關，因此我稱它為「花木蘭」經絡，還與肢體的旋轉活動相關；膀胱經系統是非常健壯陽剛的防禦系統，個人推論其經絡分布仍保有爬蟲類的特質，因此稱之為「鱷魚」經絡，與肢體的屈伸活動特別相關。結合手足太陽兩經的特色就成為現代人最夢寐以求

的「健美組合」。

人體背景最雄厚的護衛官

　　小腸配合心臟五行屬火，膀胱配合腎臟五行屬水，水火相異的特質，並不影響這對手足同名經兄弟之間的感情。兩經分布在身體和上下肢的背面，心腎深藏人體深處也偏於背部。

　　中醫經典《傷寒論》指出少陰病最多死證，亦即若未處理好屬於手足少陰的心腎問題容易致命。因此雙太陽經就以背部為主要部位來保護重要的心腎兩臟，並協助其維持生理功能：

　　小腸經為了保護心臟，強力分布在肩背部，膀胱經為了保護腎臟（腎主骨主髓，腦為髓海），強力分布在腦部和腰背部，成為人體循行最長也是穴位最多的經絡系統。手太陽經與足太陽經宛如太陽般地守護人體，成為人體背景最雄厚的護衛官。

----

* 由於《內經》原文有關眼睛眼外角部位的說法有「目銳眥」及「目外眥」，為了便於說明，原文仍保持《內經》，其他部分主要採用「眼外角」。

《經絡解密》導言

為什麼我們需要認識人體經絡？

中醫發現這個精妙的人體連結系統，因為有著如紡織物的網絡狀態，就稱之為「經絡」，是維持生命的重要系統。中醫經典《黃帝內經》中強調，經絡深深影響一個人的生老病死四大環節，如果經絡照顧得當，就可以健康長壽。

十二經脈是臟腑運送氣血至全身的重要通路，人體的組織器官從而得到充分的營養，身體自然健康。反之，如果經脈阻塞氣血無法送達，與這條經絡所連結的臟腑與軀幹四肢，就會失去營養而產生不適或疾病，中醫稱為「不通則痛」。因此想要健康，經脈務必要暢通，「通則不痛」，組織器官得到營養，痛感自然就解除了。

經脈除了與一般人有關之外，它更是中醫師習醫的核心基礎，而且學無止境，未來醫療能力的高下取決於經絡的了解和應用，值得窮畢生之力去研修，去探討。

為何用對穴位，就能產生神奇的療效？

穴位在經絡系統上，是經脈裡面的氣血輸注到體表的部位。

穴位就像是經絡列車的停靠站，每條經絡都跟鐵道沿線一樣，滿佈著大大小小的穴位，它們的功能主要來自所屬的經絡系統。不同的經絡系統互相支援，互補互助守護著人體。

認識經絡與穴位，也是認識人體小宇宙的金鑰，治療疾病不能只是頭痛醫頭，腳痛醫腳，要找到病根病因，善用經絡特性，從正確的穴位下手，自然能產生好的療效。

經絡四大系統好像有點複雜，該如何理解？

經絡系統是人體運行的設計傑作，有許多奧秘等著我們去挖掘探索。但許多中醫初學者卻一聽到經絡四大系統就皺眉頭了，擔心自己讀不懂。我在《經絡解密》系列書中以現代智慧型手機來作比喻，經絡系統就跟手機傳輸線一樣！人體內在臟腑好像手機，經絡系統就像傳輸線，人體的四肢末梢則像傳輸線的插頭端。

書中的經絡圖有何不同意義？循行是單側，還是對稱呢？

在這套書中，每條經絡系統都有三種圖來說明，分別是：人形圖、循行簡圖、經穴圖。

1. 經絡人形圖：標示經絡在人體的循行路線，簡稱「經絡圖」。經絡系統同時存在人體兩側，但為了便於觀看，將經脈、經別及絡脈繪製在人體的左側，黑色為經脈，藍色為經別，綠色為絡脈；經筋則以藍色色塊標示在人體右側。

2. 經絡循行簡圖：將經絡循行以色塊及線條表現，比較容易掌握要訣。因為長得很像捷運路線圖，簡稱為「捷運圖」。捷運圖的顏色及形狀都有經過特殊思考

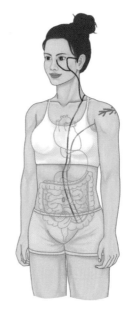

小腸經經絡圖

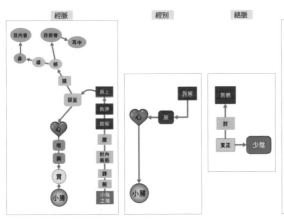

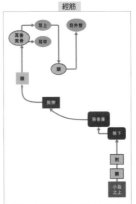

小腸經捷運圖

喔！包含臟腑本身所屬的顏色，四肢顏色較淡，軀幹顏色較深。經筋部分，凡是結聚的部位，都會再用黑線框起來。

3. 經穴圖：將屬於本條經脈的穴位連結而成。

穴位是人體珍貴氣血輸注的部位，聰明的人體會將寶貴資源做最佳分配。身體重要部位會有許多經脈通過，但不一定每條經脈都會有穴位。例如，大腸經脈雖然通過腹部和胸部，卻沒有穴位，而是將所有穴位分布在肩臂和頭面部，胸腹部就由老大哥胃經經脈去分配，以免資源重複。

所以，經穴圖通常比經脈圖簡單，對於學習者而言也較為容易掌握。但若要了解穴位的功能及應用，還是需要回到經脈系統，經穴圖只是方便法門而已。

「解密」與「中醫師不傳之祕」有何不同？

✱ **解密**：較為深入的內容說明，適合有中醫基礎，或對於中醫有進一步興趣的讀者。

📖 **中醫師不傳之祕**：偏向中醫專業內容，適合有較深的中醫基礎，或者從事中醫與相關醫療的讀者。一般讀者若覺得較為艱深，可以略讀或越過。

小腸經總論

外剛內柔的花木蘭

花木蘭代父從軍的故事在華人世界家喻戶曉，甚至連迪士尼動畫都改編製作成電影。在木蘭詩中是這麼描述的——

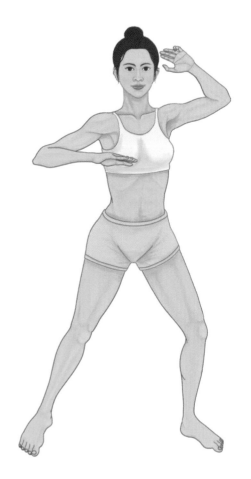

唧唧復唧唧，木蘭當戶織。不聞機杼聲，惟聞女嘆息。問女何所思？問女何所憶？「女亦無所思，女亦無所憶。昨夜見軍帖，可汗大點兵；軍書十二卷，卷卷有爺名。阿爺無大兒，木蘭無長兄，願為市鞍馬，從此替爺征。」

原來是可汗要點兵出征，但花家無長兄，所以孝順的木蘭就想女扮男裝，代替老父去報到從軍。

花木蘭雖是女性，但智

勇雙全，戰場表現很不錯，戰事結束，她不在乎能否得到賞識晉階，一心只想要回到家鄉。當木蘭一進家門立刻直奔閨房，木蘭詩中非常生動地描述：「脫我戰時袍，著我舊時裳。當窗理雲鬢，對鏡貼花黃。」完全是一個黃花大閨女的心思與動作，「出門看伙伴，伙伴皆驚惶：『同行十二年，不知木蘭是女郎。』」從軍十二載，袍澤夥伴們卻不知木蘭是女兒身呀！

這麼戲劇性的故事，難怪令後世津津樂道，改編創作持續不斷。

經常在診間帶年輕中醫師認識小腸經時，我總會先說說花木蘭的故事，他們常常一臉困惑，倒不是我突發雅興，而是想讓大家先試著理解小腸經剛柔並濟的特質，既有一身好武功，也不失其細膩溫婉的性格。經絡在人體運行，若把它當地圖死背，那真是太小看了這奧妙又偉大的生命系統，經絡是動態的運行，各自獨立分工有其性格，彼此間又互相連結支援，構成一套充滿智慧的人體循環。

經絡不在遙遠的天邊，就在你我身上。

一、小腸腑的特色

中醫所認知的小腸包括現代醫學所說的小腸功能，但是又超過這個範疇。從現代醫學來說，小腸是人體消化系統中的一部分，上方接胃，下方接大腸，是食物消化與吸收的主要器官。小腸也是人體最大的器官，分為十二指腸、空腸和迴腸三部分，總長度約 6 至 7 公尺，一方面為了容納自己的長度，另方面增加吸收面積和時間，小腸迂迴得好像迷宮，堆疊在腹腔裡，食物可以在小腸內停留 3～8 小時，人體八成以上的消化、吸收工作就是在這段彎彎曲曲、緩慢蠕動的管道內進行，而讓大部分的營養物質都能在小腸中吸收。

小腸吸收營養的特質就是透過這「長而慢」的特性而完成。

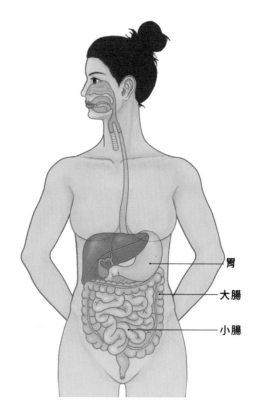

胃

大腸

小腸

中醫與西醫對於小腸消化吸收食物水飲的看法基本是一致的。從臟腑觀點來看小腸特質，首先它屬於六腑之一，六腑主傳化物而不藏，也主通降。其次《內經》說「小腸者，受盛之官，化物出焉」，特別以「受盛」與「化物」生動說明小腸消化吸收的特性。

《內經》：「心合小腸，小腸者，受盛之府。」

臟	官位	職能	腑	官位	職能
心	君主之官	神明出焉	小腸	受盛之官	化物出焉
膻中	臣使之官	喜樂出焉	三焦	決瀆之官	水道出焉
肺	相傅之官	治節出焉	大腸	傳導之官	變化出焉
肝	將軍之官	謀慮出焉	膽	中正之官	決斷出焉
脾胃	倉廩之官	五味出焉	脾胃	倉廩之官	五味出焉
腎	作強之官	伎巧出焉	膀胱	州都之官	津液藏焉，氣化則能出矣

1. 小腸是受盛之官

當我們進餐時，胃會持續將初步消化的食物和水飲送到小腸，由於小腸「長而慢」的特性，工作又不斷「擠進來」，所有的食物就必須「排隊」等候帶位，才能進行下一個步驟。

中醫也認知到小腸接納胃初步消化的食飲，讓它們在小腸內停留較長時間，以便進一步消化吸收。在「排隊等候」的過程中，小腸就像盛裝食物和水飲的容器，如飯碗或鍋子。小腸這個接受與盛滿的特質，中醫稱為「受盛」。

2. 小腸經功能：化物出焉

食物在小腸中進行緩慢精細的消化之後，聰明的小腸知道食物不同的特質，人體能夠吸收應用的部分也不同，就將之區分為「清」與「濁」兩大類，分別運送到合適的工作站再行處理，中醫稱此功能為「泌別清濁」或「分清別濁」。

【泌別清濁】
● 清者：人體需要，來自水穀精微營養者

1. 精微：一般都交給肺，轉化為血，如《內經》：「中焦亦並胃中，出上焦之後，此所受氣者，泌糟粕，蒸津液，化其精微，上注於肺脈，乃化而為血，以奉生身，莫貴於此，故獨得行於經隧，命曰營氣。」

另外，由於心經與小腸經為表裡經，心與小腸之間有著密切的連線。心身為君主之官，專主血主脈，需要最好的營養物質。

所以個人猜測，心臟會透過心經及小腸經向小腸直接收取最營養的精微物質以供己用，這也可視為「御膳房」的別徑。

　　2. 水液：交給脾臟，透過脾的升清散精作用送達全身。

● 濁者：人體不需要，應予排出體外者

　　1. 固體：無用的糟粕，送至大腸，通過大腸的氣化，形成糞便。

　　2. 液體：無用的水液，經由腎與膀胱的氣化，形成尿液。

　　小腸「泌別清濁」的「泌」字尤富深意。《說文解字》曰：「泌，俠流也。」段玉裁注曰：「俠流者，輕快之流，如俠士然。」孔穎達疏曰：「泌者，泉水涓流不已，乃至廣大。」據此，「泌」指輕快的水流，一如湧出的泉水，從涓流至於廣大。可見小腸的泌別清濁功能與水液的分流特別相關。脾主運化水濕，所以小腸將吸收的水液交給脾臟散佈至全身。後文會說明小腸與脾臟的連結關係。

　　中醫將小腸這個能夠變化食飲原來型態，且能分辨這些食飲經過消化之後的特質，讓清者先行回收向上，**濁者繼續變化下走**，最後排出體外的功能稱為「**化物出焉**」，亦即讓清濁各司其所，各有歸屬。小腸由於具有泌別清濁、產生化物的任務，從而培養

出特有的思考分辨能力，這項能力與人體的營養物質吸收以及大小便的形成都有密切關係，若小腸的思辨功能失常，無法泌別清濁，就會出現營養不良、大便稀薄、小便短少等病理現象。

【小腸主液】功能之一：利小便以實大便

小腸主液，一旦泌別清濁失常就會出現水液代謝異常，一如前述的大便稀薄與小便短少，聰明的中醫師發現小腸調節大小便水液的這個秘密，臨床就採「利小便以實大便」之法來治療大便稀軟甚至腹瀉的情形。怎麼說呢？

善於思考的小腸會將水液送往前陰的尿道變成小便，送往後陰的肛門變成大便的一部分。正常生理狀態下，大便會軟硬合宜且成形，小便會順暢，如果身體機能異常，像急性腸胃炎導致小腸泌別清濁功能失衡，多數水液流往後陰而出現大便稀軟甚至水瀉不止，與此同時，流往前陰的水液變少，小便也跟著減少。

臨床治療時，中醫師就會借用小腸主液的能力，使用能通利小便的中藥如茯苓、澤瀉或針灸等，協助小腸將偏走大腸的水液「泌回」尿道變成小便，大腸的水液變少了，大便就會逐漸成形，這就是中醫「利小便以實大便」的意涵。

【小腸主液】功能之二：濡養組織器官與關節

小腸所主的液分為兩種，一種是人體不需要，隨著糟粕進入大腸及膀胱排出體外，另一種是被人體吸收的營養物質，它可以融入血中成為血液的一部分，也可以進入特定的組織器官發揮功效。

水穀精微包含津與液，大腸主津，質地較為清稀，分布在人體表層的腠理；小腸主液，性質比較稠厚，分布在人體較深的組織，以滋養重要器官與四肢關節。《內經》對於「液」的功能有許多精彩的論述，如：

● 穀入氣滿，淖澤注於骨，骨屬屈伸，洩澤補益腦髓，皮膚潤澤，是謂液。

● 液者，所以灌精，濡空竅者也。

● 液脫者，骨屬屈伸不利，色夭，腦髓消，脛痠，耳數鳴。

● 五穀之津液，和合而為膏者，內滲入於骨空，補益腦髓，而下流於陰股。陰陽不和則使液溢而下流於陰，髓液皆減而下，下過度則虛，虛故腰背痛而脛痠。

我們可以將「液」想成人體關節和皮膚的潤滑油、腦髓的補充液和空竅的滋養液等，這就難怪液會比津濃稠，營養成分也比較高。當液大量脫亡時，例如嚴重營養不良或持續腹瀉，就會出

現關節活動不利，面色蒼白，腦袋空洞感，記憶及思考力下降，小腿痠軟及耳鳴等狀況。

小腸主液的特性也反映在小腸經穴位名稱，許多都跟水有關，如：少澤穴、後溪穴、小海穴等。

 ## 中醫師不傳之祕：痛風與小腸的關係

「痛風」為現代人常見的風濕免疫性疾病，現代醫學認為痛風的原因是日常飲食加上個人遺傳因素，致使尿酸代謝異常，血液中的尿酸持續增高，隨著血液瘀積於關節、腎臟、心臟等部位，一旦尿酸結晶析出，沉澱在關節、肌腱和周圍組織，就會引發紅、腫、熱、痛的發炎症狀，因此又稱為「代謝性關節炎」。

中醫自古即有「痛風」之名，取其疼痛劇烈且來得快，宛如一陣風，又有「白虎歷節」之名。古代醫家依據《內經》所說：「風寒濕三氣雜至，合而為痺也。其風氣勝者為【行痺】，寒氣勝者為【痛痺】，濕氣勝者為【著痺】也。」認為多屬「痛痺」。臨床上本病為內外因相合為病，內因多與素體痰濕阻滯有關，外因則與長期飲食厚味有關，病機特徵為濕熱痰瘀，濁毒內蘊，流注關節，痺阻筋脈，氣血瘀滯難行，致使關節肌肉劇烈疼痛、紅

熱腫脹、活動不利等，若濕熱痰濁凝結於局部則關節變形，甚至形成痛風石。

痛風與小腸有何關係？

痛風除了有「不通則痛」的痛證之外，還有痛風石沉積於局部，現代醫家朱良春先生將本病命名為「濁瘀痹」，「濁」字精準點出本病的特色。

回歸《內經》病機十九條之中，「諸濕腫滿，皆屬於脾。諸痛癢瘡，皆屬於心。諸病胕腫，疼酸驚駭，皆屬於火。」指出本病的濕熱邪氣和痛證與心脾兩臟有關，痛風經常發作於大拇趾關節內側，此處正是脾經所過之處；「諸轉反戾，水液渾濁，皆屬於熱。諸病水液，澄澈清冷，皆屬於寒。」指出清澈的水液性質偏寒，混濁的水液性質偏熱，痛風的濕熱痰瘀正與「渾濁」有關。這很像煲湯熬膏的過程，當體內的水液夾有雜質時，歷經體內邪熱煎灼，有形雜質逐漸凝固，水液會逐漸出現渾濁黏稠的現象，導致氣血循環阻滯越來越嚴重，無法通關過節，只好沉積於關節，最後結晶成為痛風石。

由前面論述來看，本病除了與濕濁停滯有關之外，還與「水液渾濁」有關，這個異常現象理應歸咎於小腸「泌別清濁」失常

而清濁不分，不僅未能將濕濁及時排出體外，還讓它在體內持續四處流竄，藉機與其他邪氣相合為患，最後瘀阻於關節而產生痹痛變形的情況。

　　臨床治療思考上，心主熱，脾主濕，符合本證濕熱邪氣為病的特質，心脾兩臟也都與小腸有連結關係，但因中醫重視五臟功能，故歷代較少看到小腸經用藥，多以入心脾的藥物來清利濕熱，兼以概括小腸的功能。但在針灸方面，小腸經就有自己的舞台。古人說「無濕不成疸」，痛風前提也是痰濕為患，《內經》說「五藏有疾，當取之十二原」，小腸經的原穴「腕骨穴」，不僅能恢復小腸泌別清濁之能，且善於清利濕熱，是為歷代治療黃疸的要穴，當然也可用來治療痛風的濕濁停滯。另外，本病還存有水液渾濁停滯的「濁瘀痹」特性，此時可配合三焦經，因其遍佈人體，不僅是人體水穀、津液及元氣的道路，且能清利垢膩，兩經合用，功效顯著。

二、小腸經系統特色

　　小腸經屬於手太陽經，循行主要分布於上肢陽面後線，抵達本經熱愛的肩部，再從肩部發出兩條經脈：一條向下進入體腔，以連結心胃和小腸等相關臟腑；另一條向上行循著頸部至頭面，以連結眼鼻耳等重要官竅。

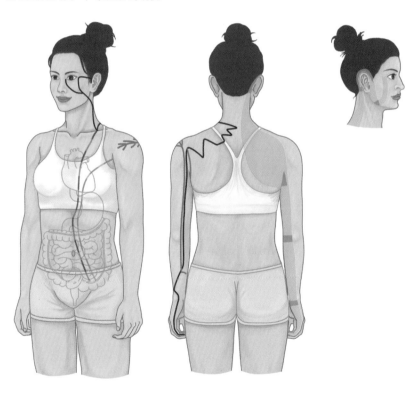

小腸經四大系統循行圖

1. 小腸經古稱「肩脈」

在《卷二》大胃王中曾介紹過，目前最早的中醫書《足臂十一脈灸經》（簡稱《足臂本》）、《陰陽十一脈灸經》（簡稱《陰陽本》）中，多數經脈名稱跟《內經・靈樞》的經脈都有連貫性，唯有《陰陽本》對於手三陽經的命名不同。

經脈名稱	《足臂本》	《陰陽本》	《內經》
手陽明大腸經	臂陽明脈	齒脈	大腸手陽明之脈
手少陽三焦經	臂少陽脈	耳脈	三焦手少陽之脈
手太陽小腸經	臂泰陽脈	肩脈	小腸手太陽之脈

在《陰陽本》中，小腸經被稱為「肩脈」，推想而知，它的循行重點一定是分布在肩部。《內經》面部對應臟腑關係中「顴者，肩也」，顴骨是小腸經在面部的重要循行部位，正呼應小腸經「肩脈」的概念。

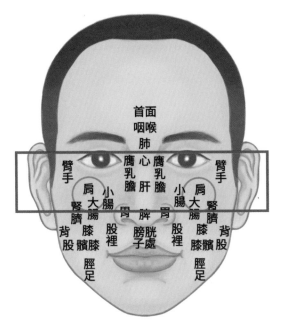

《內經》面部對應臟腑圖

大家也可以思考一下：

大腸經系統也是分布在肩膀，成為最有承擔的經絡，它與小腸經這條「肩脈」有何異同呢？

手少陽三焦經在《陰陽本》稱為「耳脈」，有趣的是，小腸經病證中，最重要的卻是「耳病」，怎麼會這樣？

小腸經的穴位名稱，也透露本經身為肩脈及善治耳病的特色，例如在肩部有「肩貞穴」、「肩外俞穴」、「肩中俞穴」等，在

面部顴骨旁邊有「顴髎穴」，本經最後一個穴位是位於耳朵前方的「聽宮穴」，顧名思義，一定擅長治療聽力問題。

以上這些特色將會在後面篇章一一詳述。

2. 太陽主一身之表，護衛君主

依據中醫理論，太陽經主一身之表，宛如太陽守護萬物一般，是人體抵禦外邪的重要保護系統。小腸經屬於太陽經，可以抵禦外來的風寒邪氣入侵人體。

依據現代醫學，小腸黏膜形成許多環形皺褶和絨毛突入腸腔，絨毛內部有毛細血管網、毛細淋巴管等組織，小腸內的營養物質和水液會通過腸黏膜上皮細胞，最後進入血液和淋巴系統。小腸也是人體最大的淋巴庫，含有大量的免疫細胞，這些淋巴組織在免疫防禦與腫瘤細胞擴散中都具有重要作用。

小腸經還具有實質防禦功能，例如本經循行在手臂的尺側，就是俗稱「手刀」的位置，當人體面對外來的攻擊，不經思索就會伸出手刀來抵擋，以保護重要的軀幹和頭部。

心經與小腸經為表裡經，關係密切，心的五行屬火，旺於午時，小腸的五行也屬火，旺時跟在心經之後，成為心經背後的支

持力量。心為君主之官,需要特殊的防護,手太陽小腸經功力雖沒有太陽家族大哥足太陽膀胱經那麼強大,但同屬太陽家族,能力還是不容小覷,尤其小腸經特別加強分布在肩背部成為上背部堅實的護衛組織,在心臟後方默默守護其安全,宛如成功男人背後那位偉大女性的角色,讓心臟能全心全意去完成維持生命、安定神志的重要任務,小腸經因而獲得心臟青睞,欽點成為君主之官的貼身護衛。

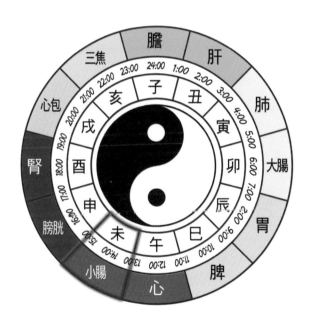

十二經脈與十二時辰對應圖

三、小腸經的合作關係

小腸與其他臟腑經絡的關係，除了為了完成受盛化物和泌別清濁的工作之外，還有一些秘密任務喔。

小腸與心的關係～從屬護衛

1. 小腸經是護主心切的禁衛軍

小腸與心為相表裡的臟腑關係，經脈相通，心的五行屬火，小腸的五行也屬火。心為君主之官，決定一個人的生死，至為重要，需要嚴謹的保護，小腸就是心臟貼身的護衛。下面以現代流行用語「硬體」和「軟體」來說明小腸的護衛功能。

● **硬體護衛**

小腸經脈系統循行在四肢和頭面部分屬於硬體，具有「堅實護衛」、「專任耳目」兩個獨特功能：

「堅實護衛」：心經篇中介紹過心肌梗塞先兆部位，包括手臂尺側、肩膀及後背，其實都屬於小腸經循行所過部位。

小腸經古稱「肩脈」，可謂名副其實，因小腸經的四大系統都連結到肩部，包括肩關節、肩胛骨及肩膀。小腸經在肩部形成

強而有力的結構，提供心臟背後堅實的保護。另一方面因為它跟心臟關係密切，小腸經也會透露出心臟的情況。臨床上，中醫師可以從肩部來診治心臟病。

「**專任耳目**」：小腸經在面部循行的重點就是眼睛和耳朵，合起來剛好是「耳目」。俗語說的「耳目」，意思包括偵查收集情報的人和親信之人。位居深宮的君王心臟，憑藉忠良可靠的親信小腸經，以眼睛和耳朵收集外界的資訊來做決策（詳見經脈及經筋），小腸成為心臟專屬的「耳目」。

● 軟體護衛

小腸經脈系統循行在胸腹部，讓小腸具有受盛化物功能屬於軟體，得以為心臟君主提供二項專許特賣服務：

「**養分直送**」：小腸是營養吸收最主要的部位，又跟心臟關係密切，所以部分的營養物質不交給脾，而是直接輸送給心臟（詳見經脈及經別）。

「**代謝紓壓**」：心臟身為君主之官，時時刻刻須要面對處理諸多事務，長期操勞難免會出現情緒低落、工作失誤或力有未逮之處，當然也想要有放鬆的機會。居於深宮的君主心臟，這類心緒雜事很難向宮中大臣：如肺這位運籌帷幄的宰相，脾這位勤奮不知休息為何物的媽媽啟齒，只能跟自己的耳目小腸分享並加以

改善，尤其當心臟持續面臨自己無法解決的難題時，變證叢出，就需要小腸幫忙，例如心火過旺，身體就將心火移送到小腸以減緩心臟壓力，此時會出現偏紅色、熱度高的尿液，中醫稱此現象為「心火下移小腸」；心火也可以經由小腸經反映在體表上（詳見絡脈），呈現為皮膚病變。透過診察這些病症，中醫師就可以診斷出心臟問題，從病本論治。

在《卷二》介紹過「腹腦」概念。近代研究發現腸道的神經系統有一億個以上的神經細胞，僅次於大腦，故又稱為「第二大腦」，小腸也屬於腹腦的一部分。因此腹部腸道不僅是消化器官，也是具有豐富神經細胞、內分泌等的特殊組織，會影響腦部思考、情緒及諸多複雜疾病。心主神志，時時維持喜怒憂思悲恐驚各種情緒之間的平衡，而善於泌別清濁，具有思考分辨能力的小腸，當然也能為心臟分憂解難。因此小腸就成為心臟代謝與紓壓的管道，協助心臟維持身心的平衡。

2. 與心同行的好婦友

《卷四》心經介紹過心經經脈有一條支脈「胞脈」，屬於心而絡於胞宮。這條胞脈其實也將小腸經包覆在內，讓小腸經參與婦科功能。手太陽小腸經及手少陰心經專責調節胞脈的經血，向

上輸送至心臟所在的胸部變化為乳汁，向下輸送至小腸所在的下腹變化為月經。若胞脈運行失常就會影響女性的乳汁分泌及月經週期，因此小腸經與心經同行成為守護婦女的好朋友。

綜合以上說明，小腸對於心臟的功能，在古代就像君王的禁衛軍，現代就是總統身邊的貼身侍衛。小腸像是位忠心護主的武林高手，平日深藏不露。當心臟這位君王住在宮中，小腸就外出蒐羅各地名產（水穀精微），也會到民間收集民情或到敵營去收集軍情，回報給君王做決策；當君王外出時，就隨侍在旁邊護駕，必要時也會為君王擋刀槍子彈。當君王想要舒展筋骨，操練身體時，小腸就是最好的練武對象，讓君王得以發洩多餘的精力，另一方面也能幫君王紓解心理壓力，平衡情緒。可見要成為君王身邊的紅人必須文武俱全，小腸經正是最佳人選。

胃—小腸—大腸的關係～吸收血津液一條龍

1. 小腸與胃的關係～營養再吸收

小腸經脈絡心臟之後抵達胃部，最後再屬小腸。《內經》將大小腸功能都歸胃管轄，胃為水穀之海，小腸與胃關係主要在營養吸收。小腸除了承接來自胃的食糜加以消化吸收之外，還將下合穴「下巨虛」放置在胃經，向胃輸誠的味道相當濃厚。

2. 小腸與大腸的關係～津液及糟粕

小腸將無用的糟粕下輸至大腸，經過大腸傳導變化之後，排出體外。

胃—小腸—大腸的營養吸收關係宛如上菜順序，涵蓋了食物進入體到出入體的整套流程：

- 胃主受納腐熟水穀，為倉廩之官，五味出焉——讓食物五味先出，以挑起食慾；

- 小腸為受盛之官，泌別清濁，化物出焉——將最精緻化物送上桌，以利享用；

- 大腸為傳導之官，變化出焉——為了環保，讓食材物盡其用，將可用部位再經廚師巧手變化成較為粗食的菜餚，其餘作為廚餘。

小腸「化」物出焉，大腸變「化」出焉，可見都與食物轉化的關係密切相關。

3. 小腸與大腸協助人體氣血運行

《難經》則指出大小腸的另一個特色：「小腸者心之府，大腸者肺之府。.... 小腸謂赤腸，大腸謂白腸。」心主血屬紅色，所以小腸為赤腸；肺主氣屬白色，所以大腸為白腸。大腸與小腸共同協助心肺推動人體氣血的運行。

胃主血之所生病，大腸小腸主津液之所生病。由於胃主管大小腸功能，亦即主導人體血及津液的來源。由此證明，好好吃飯，吃對時間，吃對食物，是維持人體健康的重要法則。

小腸與膀胱的關係～水務及防禦

小腸經與膀胱經都是太陽經，也就是手足同名經。手足同名經在頭面交接，經氣本來就能相通。加上兩者的背俞穴和募穴都位於相鄰的位置，如小腸俞在十八椎下，膀胱俞在十九椎下（詳情參閱膀胱經）；小腸募穴是臍下三寸的關元穴，膀胱募穴是臍下四寸的中極穴。如此相近的關係，功能上就能互相支援。小腸主液，膀胱為州都之官，都與水液代謝有關，小腸的泌別清濁功能，會將無用的水液轉輸到腎與膀胱氣化，變成小便排出體外。因此小腸與膀胱成為代謝水液的最佳夥伴。

另外，《內經》指出太陽主一身之表，是人體抵禦外邪的第一道門戶。身為太陽經的小腸經與膀胱經合作無間，全然包覆背部，成為人體最堅實的防護牆，也是「背景」最雄厚的經絡。

小腸與脾的關係～水精輸送

前面介紹過，脾主運化水濕，小腸會將吸收的水液透過脾的升清散精作用送達全身。但小腸經系統並未連結至脾，水液如何運送給脾呢？

首先，《卷三》脾經介紹過，中醫的脾臟概念包括現代醫學的脾臟與胰臟。從現代醫學來看，十二指腸包裹胰臟頭部，小腸多數的消化酶都由胰臟生成，通過胰管進入小腸，協助小腸完成消化任務。小腸與中醫的脾臟系統有連結關係。

其次，從中醫來看，脾經系統也為脾臟與小腸建立兩條連結道路。

「脾經經脈」：從鼠蹊向上，彎曲向中線靠攏，交會於下腹部任脈的中極穴和關元穴。關元穴是小腸募穴，募穴是臟腑之氣匯聚於胸腹部之處，通常與該臟腑在體內的實質部位相對應，因此關元穴就是小腸之氣與小腸腑在腹部的對應區域。脾經經脈交會關元穴，也與小腸建立連結關係。

「脾經絡脈」：有條別脈入絡腸與胃，絡脈病證有因厥氣上逆而出現霍亂之證。中醫的霍亂與現代的霍亂不完全相同，中醫認為「霍亂」來自於清濁相干，亂於腸胃所致。小腸善於分別清濁，一旦功能失調就會出現清濁混亂相干的情形。由此可推論，脾經

絡脈有入絡小腸。

小腸與脾臟之間的實質連結，具有兩種功能。

其一透過脾經系統連結，讓小腸得以將來自飲食中珍貴的水液輸送至脾。臨床上，脾主濕失常的泄瀉部分與小腸泌別清濁異常有關，前文運用茯苓利小便以實大便，可視為脾臟與小腸共治之法。

其二脾經系統特有的蔞子結構與婦科的經帶胎產密切相關，小腸經和心經也跟婦科有關，透過這層連結，讓心脾和小腸共同成為婦科系統的守護者。

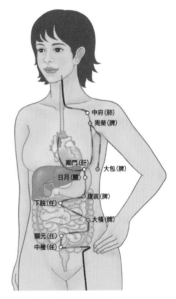

脾經經脈循行圖

小腸受盛化物和泌別清濁，讓清者上行和濁者下行的功能，臨床上常呈現為脾主升清，胃主降濁的功能，加上胃掌管小腸的消化吸收功能，低調的小腸只能默默工作，將主要的功勞交給脾與胃去展現。

小腸與腎的關係～隱性關係

從中醫來看，由於小腸與腎之間沒有明顯的經絡連結關係，

致使歷代醫家在闡述小腸透過腎與膀胱氣化，將無用水液轉化成尿液這個過程時，總無法將兩者的結構關係說清楚。

從現代醫學來看，從小腸到直腸有扇形般展開的「腸繫膜」，過去認為腸繫膜的功能在於將大小腸固定在腹腔內，自從 2012 年愛爾蘭柯飛（Calvin Coffey）教授提出腸繫膜是連續且完整的獨立器官研究報告之後，醫學界逐漸接受腸繫膜是一個器官，其功能還有待進一步的研究，說不定會跟中醫理論相通！

腸繫膜屬於小腸的部分稱為「小腸繫膜」，起於後腹壁第二腰椎左側，最後止於右髂關節前方。第二腰椎中醫稱為十四椎，腎經經脈「貫脊」，腎經經別「上至腎，當十四椎，出屬帶脈」，腎經經筋「循脊內挾脊」，可見小腸繫膜連結在後腹壁處正屬於腎經系統，因此《內經》指出小腸病變也會出現腰脊症狀，如：

● 小腸脹者，少腹脹，引腰而痛。
● 小腸病者，小腹痛，腰脊控睪而痛。
● 手太陽厥逆，耳聾泣出，項不可以顧，腰不可以俛仰。

小腸透過小腸繫膜與腎建立了在結構上隱而不顯（藏在後腹壁），但功能卻極為重要的秘密關係。

人體最珍貴的物質就是氣血，宛如身體的財富。從氣血的吸收與儲存方式來看，小腸默默吸收營養，是低調的後天型富豪（小

腸屬胃管轄，胃為後天之本），腎本身就藏有腎精，人體多餘的養分也會轉化成腎精送給腎儲存，是低調的先天型富豪（腎為先天之本）。兩者都很低調，因此呈現出隱蔽但重要的連結關係。

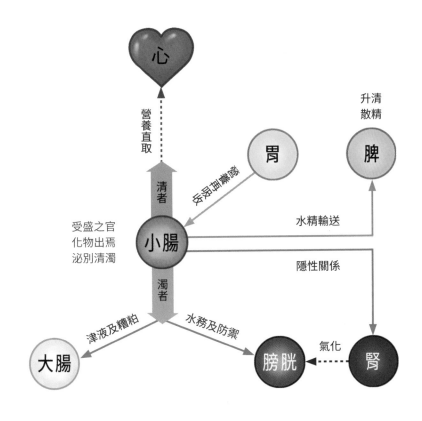

小腸與其他臟腑關係圖

小腸經四大系統循行簡圖 (捷運圖)

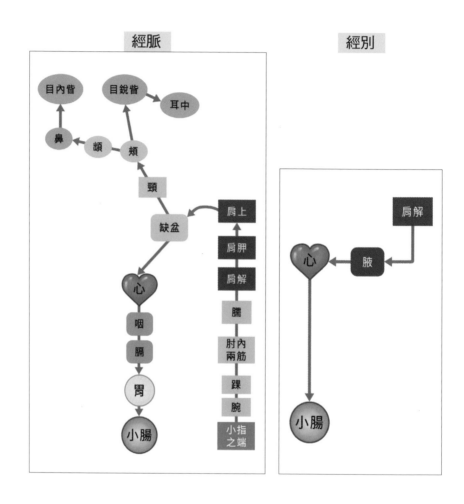

絡脈   經筋

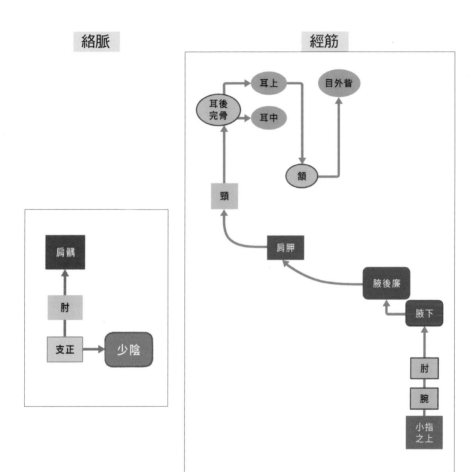

小腸經
四大系統

一、小腸手太陽之脈（經脈）

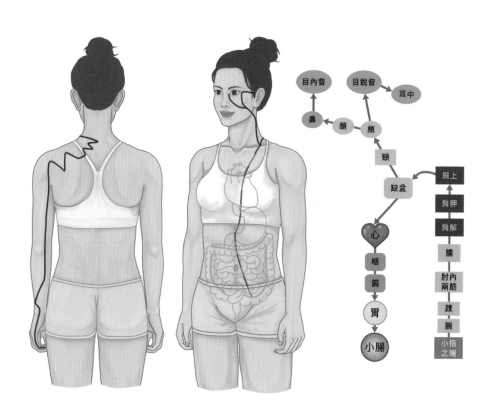

小腸經脈循行圖　　　　　　　小腸經脈捷運圖

手太陽小腸經——循行特色

小腸經脈 《內經》原文	說明
8. 其支者，別頰，上䪼，抵鼻，至目內眥	有條支脈，從面頰分出，上行到眼眶下部（䪼音桌。意思是眼眶下部，一般注為顴骨），沿著鼻旁，最後抵達目內眥（眼內角），與足太陽膀胱經相銜接
7. 其支者，從缺盆，循頸，上頰，至目銳眥，卻入耳中	有條支脈，從缺盆沿著頸部，向上通過面頰，到目外眥（眼外角），再向外彎，進入耳中
6. 循咽，下膈，抵胃，屬小腸	再沿著食道，通過橫隔膜，抵達胃，最後向下到達本經所屬的小腸腑
5. 入缺盆，絡心	向前下方進入缺盆部（鎖骨上窩），向下聯絡與本經相表裡的心臟
4. 出肩解，繞肩胛，交肩上	出於肩關節（肩胛骨與肱骨結合部），繞行肩胛（肩胛骨棘下窩），交會肩上（肩胛骨棘上窩和其他肩上部位）
3. 出肘內側兩骨之間，上循臑外後廉	出於肘內側兩個骨頭之間（肱骨內上髁和尺骨鷹嘴之間），向上沿著上臂外側後緣
2. 上腕，出踝中，直上循臂骨下廉	上行通過腕部，出於手臂尺骨小頭（莖突），再直上沿著尺骨下緣
1. 起於小指之端，循手外側	起始於小指外側的末稍，沿著手掌的外側

表格說明：
1. 編號代表經脈流動的方向和順序。
2. 粉色區塊代表循行在體腔內，白色區塊代表循行在四肢及頭面部位。

手太陽小腸經脈循行規律表		
手經	循行的方向	□ 手陰經：從胸腹 → 手 ■ 手陽經：從手經胸腹 → 頭面
太陽經	分布的位置	□ 陽明經：上肢陽面的前線 □ 少陽經：上肢陽面的中線 ■ 太陽經：上肢陽面的後線
小腸經	連結的臟腑	■ 表裡：小腸、心 ■ 其他：胃
起止點	經脈起止點	■ 小指 → 目內眥

文武兼備的小腸經

總論介紹過，小腸經脈是文武兼備的禁衛軍，這個特質也表現在經脈循行上。例如：

文的方面：循行於面部五官，善於觀察和收集資料，連結心臟、胃及小腸，吸收養分，滋養全身組織器官，成為「有內涵」的人。

武的方面：循行從手臂外側連結至肩膀及肩胛骨，成為格鬥及護身的最佳「武器」，當然也可用來保護心臟。

小腸經脈屬於陽經，主要分布在人體較為淺層的部位。循行路線可分路線 1～4 的上肢部，路線 5～6 的胸腹部和路線 7～8

的頭面部三部分。手足各有六條經脈，但手指和足趾只有五個，所以有些經脈會共用指（趾）頭，如本經即與心經共用小指。路線1～3從小指到上臂都與心經只隔一條筋，路線4盤繞在肩關節、肩胛骨及肩膀處，成為心臟後面的鐵衛兵，由此可見小腸經貼身守衛心經的嚴謹程度。

上肢部：分布在手臂陽面後側（尺側），然後大範圍的繞行在肩部的肩關節、肩胛骨和肩膀上方，符合本經脈早期被稱為「肩脈」的特質。（路線1～4）

胸腹部：從缺盆進入胸部，絡心，下膈，進入腹部，抵胃，最後連屬於小腸，完成小腸與心之間表裡經的屬絡關係。（路線5～6）

頭面部：從缺盆向上通過頸部到面頰，由此分出兩條支脈：一條支脈偏行外側，連結眼外角，再轉入耳中；另一條支脈偏行內側，經過顴骨，沿著鼻旁，連結到眼內角。小腸經脈因此成為十二經脈系統中唯一同時連結眼睛內外角的經脈。（路線7～8）

從上述循行特色來看，本經脈可以簡稱為**「小眼肩」專線**。其中，「小」代表手小指和小腸，「眼」代表眼睛的內外角，「肩」代表肩部結構，本經從上方及後方保護心臟，也屬於太陽經分布

於背部的特質。

1. 上肢部的「手刀」路線

本經脈上肢部循行於手臂的陽面後側，稱為手臂的「尺側」，有三處都循行在兩骨之間的關節處。

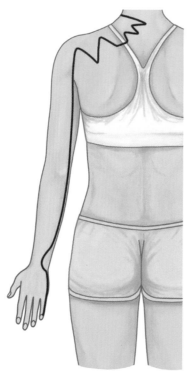

小腸經脈上肢循行圖

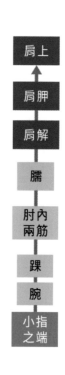

肩上

肩胛

肩解

臑

肘內
兩筋

踝

腕

小指
之端

小腸經脈上肢捷運圖

● 第一個關節處：「上踝中」

本經脈起自小指外側末梢，沿著手掌外側，即第五掌骨外側下緣上行，通過腕關節。「上踝中」看似一路順行的路線，卻因有一個「養老穴」而出現變化。

彎曲而行，擅於控制旋轉的「養老穴」

「養老穴」是本經脈的郄穴，位於尺骨小頭（莖突）近端橈側凹陷處。手臂背面外側靠近腕關節處（近端），有一個圓形突起稱為「尺骨小頭」。當我們轉動手腕時，尺骨小頭也會跟著旋轉滑動。若做一個手心向上的翻掌動作（旋後），尺骨小頭靠近拇指那一側（橈側）會出現一個凹窩，養老穴正位於這個凹陷處。前人認為《內經》會使用「出踝中」，是因為此處結構與下肢的足踝類似，也可以大幅度轉動。因此本經脈經過腕關節之後，沿著尺骨小頭，從尺側繞進來，轉向橈側，通過凹陷處之後，再向上向外轉到尺骨下緣，再循尺骨與尺側腕屈肌之間的路線直直上行到達肘關節。養老穴正位於這條彎曲的路線，賦予它擅於控制旋轉的特性。經筋篇會再細述。

● 第二個關節處：「出肘內側兩骨之間」

本經脈沿著手臂尺側繼續上行，通過肘關節尺側，肱骨內上

髁和尺骨鷹嘴之間，這裡有一個小腸經的合穴「小海穴」，尺神經通過此處，敲到會有刺麻感。

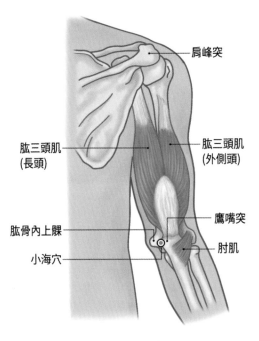

小海穴所在位置圖

「後溪穴」連結小腸經和督脈

督脈主要循行在人體背面中線，貫穿脊椎，入屬於腦，當督脈發生病變時，會出現「脊強反折」或「脊強而厥」，就是脊椎非常僵硬的情況。小腸經屬於太陽經，循行至肩背與項背，雖然

沒有直接到脊椎，卻與其他陽經交會於督脈的大椎穴，加上與足
太陽膀胱經同名經的關係，從而與督脈建立經氣相通的關係。

　　依據現代全息對應理論，第
五掌骨跟第二掌骨（可參閱《卷
二》p.130）一樣都是全身的全息
反應區，另一個全息理論則指出
從腕關節至肘關節小腸經所經部
位為脊柱反應區（資料來源：劉

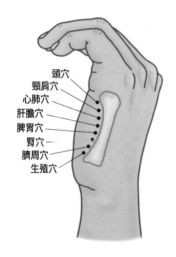

第五掌骨全息圖

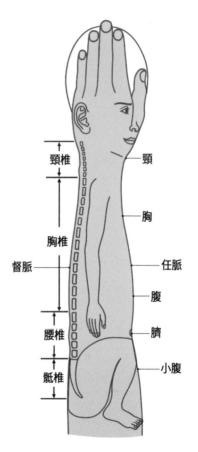

上肢部全息元（一級）

立公、顧杰著《急病針灸典籍通覽》上肢部一級及二級全息元）。中醫傳統理論早就提出這樣的見解，在奇經八脈的八脈八法交會穴中，後溪穴通督脈。

後溪穴透過這些連結關係通督脈，因此能以四兩撥千斤之勢，凡是督脈病變都可用後溪穴來治療，與第五掌骨全息和上肢部全息元理論相呼應。

● 第三個關節處：「出肩解，繞肩胛，交肩上」

小腸經脈從肘關節尺側沿著上臂後緣繼續上行，出於肩關節，繞行肩胛棘（或稱肩胛岡）及棘下窩（或稱岡下窩），並在棘上窩（或稱岡上窩）和肩上交會膀胱經及督脈穴位。參酌本經在此部位的穴位分布，本經脈從肩膀後側上行，行經腋後部，通過肩關節，包覆全部的肩胛骨，向上沿著肩上的斜方肌，與膀胱經交會於大杼穴及附分穴，然後到達肩頸交接處，與諸陽經交會於督脈大椎穴。

小腸經從「腋後—肩關節—肩胛骨—肩膀—頸部」循行都是蜿蜒路線，以擴大範圍，大面積的涵蓋心臟後方及上方，成為保護心臟的堅實結構。

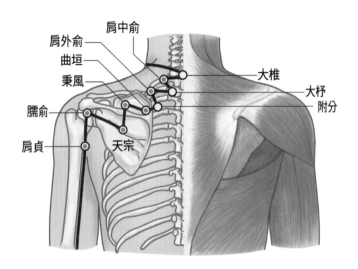

肩中俞
肩外俞
曲垣
秉風
臑俞
肩貞
天宗

大椎
大杼
附分

說明：灰色點屬於小腸經，黃色點為他經交會穴。

　　此區非常貼近心臟部位，肩胛骨就位於心臟後方，位於肩胛骨外邊的肩貞穴、臑俞穴，以及位於棘下窩中央凹陷處的天宗穴，都是臨床上從肩背部診治心臟疾病的區域，當心臟有問題時容易出現僵硬緊繃現象，可以直接給予按揉或針灸治療。

　　在此須特別注意！由於本區位於上背部，若針刺不當容易導致氣胸，在此提醒中醫師們，針刺肩貞穴及臑俞穴時，針尖盡量朝向手臂；病人體位姿勢改變時須跟著調整下針位置，例如病人採趴位，手臂外展時，天宗穴也會跟著肩胛骨向外偏移，針刺前務必以手確認肩胛骨位置再下針。

小腸經上肢部解密：重點在肩胛骨，屬於心臟保護結構

小腸經脈從手臂外側連結至肩膀及肩胛骨，成為上半身用來格鬥及護身的最佳「武器」。

練過武術的人都知道，手臂的外側或尺側俗稱「手刀」，是用來格鬥及抵擋他人肢體侵襲的常用部位，為自我保護機制。即使沒練過武術，一旦遭遇攻擊時，基於動物本能，下意識的抬起手臂外側，即是小腸經所經之處，以保護自身，尤其是護住頭部。

一般所說的肩膀包括肩關節，即含前面的鎖骨、側面的肱骨和後面的肩胛骨，小腸經脈是十二經脈唯一通過此區：肩解（肩關節後側）—肩胛骨—肩上（鎖骨上方），不僅從肩關節的後方攀爬到前面，且特別加強肩胛骨部位。肩關節是人體運動範圍最大而又最靈活的關節，生活中大大小小的事都用得到它，此外，它也是人體中唯一被用來背負東西的部位。俗語就借用這個特性，以「肩負重任」來比喻擔綱重要的任務。意思再一轉，當我們稱讚一個人有責任感，願意承擔責任，就會說這個人「有肩膀」、「有擔當」，是可以信靠的人。

小腸經脈在上肢部的循行重點是肩胛骨，它是上背部最強大的骨骼，除了與大腸經一起「肩負重任」，扮演吃重的角色外，也是從背部保護心臟的重要結構。經筋篇會詳加討論。

2. 胸腹部的「御膳房」路線

小腸經脈由肩部向下進入缺盆，聯絡位於胸部的心臟，再沿著食道，穿過橫膈，先抵達胃，最後再屬於小腸。這路徑看來簡單，其實藏著很豐富的內容。

首先，所連結的臟腑：小腸—胃—心之間構成了一套完美的系統，這在總論部分已有說明，主要是食物的消化與營養吸收。

其次，所經的道路與終點：手三陽經都進入胸腹腔，雖然沒有專屬的穴位，但會與胸腹部的經脈交會，例如本經在腹部與任脈的上脘穴和中脘穴交會。有趣的是，胃經也在腹部交會上脘穴及中脘穴，中脘穴還是胃的募穴，讓小腸與胃的密切關係再添一樁。

小腸經的募穴為任脈臍下三寸的關元穴，通常募穴與實質臟腑所在位置相近，所以關元穴應是本經經脈在腹部的終點，這樣的涵蓋範圍已經足以包含所有小腸。關元穴也是任脈重要穴位，更是足三陰經的交會穴，與人體的生殖泌尿系統有關，尤其與婦科息息相關，這部分將在經別篇詳述。

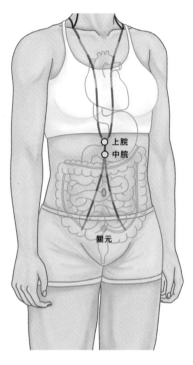

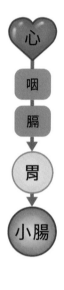

小腸經脈胸腹部循行圖　　　　　小腸經脈胸腹部捷運圖

說明：黃色穴點為任脈交會穴。

● 竹葉的功效與小腸經特質的關係

　　本經連結心與胃，小腸身為兩者的部屬，當然能協助調節心胃功能。由於小腸泌別清濁，主液所生病，若心火過旺，出現心煩、口乾舌燥，心臟為了自救，會將心火循著經脈系統下移給小腸，

出現小便短赤症狀，此時可用「導赤散」，協助小腸將心火從小便排出；若胃火亢盛，除了出現嚴重的口乾舌燥外，還有疲倦失眠、身熱多汗、嘔逆等症狀，表示胃火已經干擾到心，可用「竹葉石膏湯」清熱益氣和胃，且透過小腸協助將心胃火氣從小便排出。

　　導赤散及竹葉石膏湯均使用竹葉。竹葉味甘淡，性偏寒，歸入心、胃、小腸經，與小腸經循行所經的臟腑一模一樣；它善於清熱除煩、通利小便，小腸五行屬火，主液所生病，竹葉的功效與小腸特質完全相符。可見竹葉是小腸經的代表用藥。

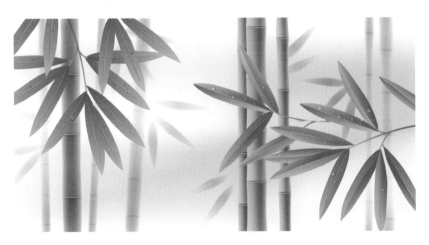

竹葉入心胃小腸經，善於清熱除煩，通利小便，是小腸經的代表藥。

小腸經胸腹部解密：主要與營養的吸收和輸送有關

小腸經脈由上而下，從缺盆向下絡心，循著食道，穿過膈肌到胃，最後抵達小腸，主要就是連結心—胃—小腸。

在總論中提到，小腸可以為心臟這位君王提供養分直送的特殊服務，小腸的受盛及化物功能，就是接納胃送進來初步消化的食糜，進行緩慢且精細的吸收工作，所以小腸是人體營養吸收最主要的部位。

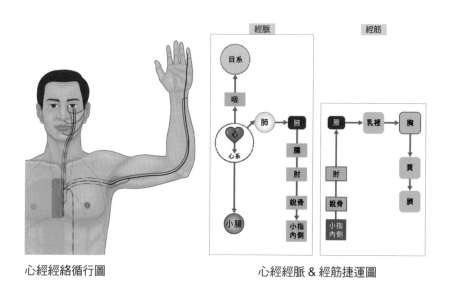

心經經絡循行圖　　　　　　　心經經脈 & 經筋捷運圖

小腸與心臟相表裡，是心的忠實部屬，保留了一部分的水穀精微物質經由胃輸送給心臟，而非全然傳送給脾。此外心經也直接連結小腸，直取營養，以確保品質與縮短汲取時間。這段路線也可看做胃與心臟之間「御膳房之路」的延伸。

這條養分直送路線對於心臟相當重要。在《卷四》心經系統中曾說明，心經將保衛頭面五官的責任交給它的禁衛軍小腸經，自己專責保護胸腹部，因為對於心經系統來說，最重要的部位是肺—心—小腸「心腹專線」，而小腸經的胸腹路線剛好與它重疊，所以心經經筋乾脆以「胸—貫—臍」這條伏梁路線同時保護心和小腸的胸腹部位。

另一方面，由於小腸經從心而下，通過胃才到小腸，小腸的消化功能就被心和胃這兩個老闆管轄，加強控管精微物質的品質。胃身為小腸的大哥，還居中幫忙協調心和小腸，緩衝來自心臟的情緒壓力，避免直接影響小腸的吸收功能。

實際的人體器官，胃下連小腸，兩者不僅實質連結，胃主血之所生病，小腸主液之所生病，血與液互相轉化，對於維持人體營養和女性婦科機能尤其重要。

3. 頭面部的「耳目」路線

小腸經脈從缺盆上行，沿著頸部到達面頰。面部循行就以面頰為中心，分出外線和內線兩條支脈：

外線：從面頰直接向上到眼外角，再轉向外下方，進入耳中；

內線：從面頰橫向通過顴骨下緣，再轉向上，沿著鼻旁，抵達眼內角。

這兩條路線與眼睛連起來剛好是一個倒三角形，其中所夾者為顴骨，顴骨與面部五官機能有密切關係。此外，總論介紹過本經古稱「肩脈」，《內經》面部臟腑對應關係中，顴骨對應肩部，顴骨因而成為小腸經在面部最重要的肩部反應區。

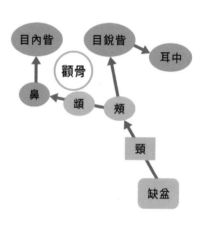

● 頸部和面部四穴：天窗穴、天容穴、顴髎穴、聽宮穴，個個身手不凡

由於本經屬於太陽經，循行偏在陽面後側，頸部「天窗穴」和「天容穴」分別位在胸鎖乳突肌（sternocleidomastoid muscle，

簡稱 SCM）的後緣與前緣。胸鎖乳突肌是影響頭部轉動的重要肌肉，小腸經筋結在耳後乳突（中醫稱為「完骨」），可見本經與胸鎖乳突肌的活動有密切關聯，這部分細節將在經筋篇介紹。

面部「顴髎穴」位於顴骨下方，除了治療小腸經面部五官疾病外，顴骨對應肩部，因此本穴還是治療頑固型頸肩緊硬的好穴位。「聽宮穴」是本經最後一個穴位，位於耳屏（耳朵與面頰交接的小軟骨）前方的中央，為本經脈進入耳中的門戶。

耳屏前方有三個穴位，從上而下，分別是三焦經的耳門穴、小腸經的聽宮穴和膽經的聽會穴（分享個人簡單記憶口訣【門宮會─焦小膽】）。耳屏顧名思義就是耳朵的屏障，這三個穴位宛如耳前三衛兵，從其所在位置和穴名來看，「聽宮穴」位於正前方，聽「宮」比聽「會」有力量，所以應是三穴的核心，藉此也可推論小腸經與聽力的特別關係。

鼻旁路線也是小腸與心的反應區

聽宮穴是本經面部最後一個穴位，但本經脈並不止於此處，反而從面頰再分出一條支脈，繞過顴骨下方，再轉向上走在鼻部與顴骨之間，最後抵達眼內角，交棒給足太陽膀胱經。心經經別也通過鼻部與顴骨之間合於目內眥，《卷四》介紹本區為心臟功

能反應區，加上小腸經，本區就擴大成為心與小腸功能的反應區。

　　本經在面部重要部位都與其他經脈穴位交會，如在目外眥交會膽經的瞳子穴，耳前上方交會三焦經的和髎穴，目內眥交會膀胱經的睛明穴，此穴也是手足太陽經的交棒點。

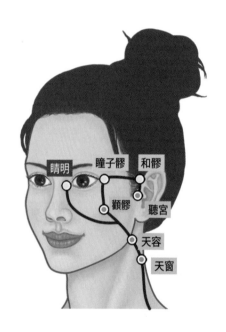

說明：灰色穴點屬於小腸經，黃色穴點為他經交會穴。

小腸經頭面部解密 1：頭面部循行特色與其為心的耳目有關

小腸經在面部循行，呈現出兩個 V 形：

第一個 V：以顴骨為中心，內線走到目內眥，外線走到目外眥。主要連結目內外眥。

第二個 V：從天容穴向上，沿著第一個 V 的外線，到目外眥向外彎向耳朵，止於聽宮穴。主要是圍繞耳朵前面。

本書總論中提過，小腸是心的「耳目」，不只為心建構寬廣的聯絡網，成為心的眼線收集資訊，也能提早嗅出危機線索。

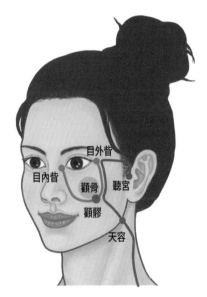

紫色線是第一個 V
紅色線是第二個 V

小腸經的雙V循行路線與《卷四》心經經脈、經別有關連

心經經脈主要連接目系，也就是眼睛深層的軟組織，跟視覺及感受有關；心經經別到目內眥，與淚水分泌有關。此外，心經系統沒有循行到耳朵，但心卻寄竅於耳，所以整個心經系統都與耳目有關。

小腸經面部分布區域也以眼目為主，只是位置比較表淺，例如眼內角通稱「眼頭」，眼外角通稱「眼尾」，俗話說「看頭看尾」，正是環視周邊環境，提高警戒之意，小腸經就像眼睛兩邊的衛兵隨時保護眼睛，眼頭眼尾又宛如雷達般幫助眼睛擴大收集資訊，遠處的影像閃過眼角，馬上就被小腸經抓住，傳送給心來做決策。小腸經的聽宮穴則守護在耳道的入口處，既能保護耳朵，又能多方收聽資訊提供給心。小腸經就具有這樣的能耐，才有資格成為心的眼目呀！

小腸經頭面部解密2：臉部回春的秘密——向上提拉肌肉

小腸經的V形路線還有一個重要秘密！它們都經過顴骨的兩側，可見顴骨對於小腸經而言是很重要的部位。從現代解剖學來看，顴骨附近有數條面部表情肌群附著，這些肌群都有助於面部肌肉向外、向上方提拉！

愛美是人的天性，「青春永駐」的願望從來沒有退燒過，近代由於

整型手術的進步與普及，人們已經不滿足於僅用保養品護膚，紛紛選擇微整型的方式來調整面部結構，以對抗地心引力和歲月（情緒、身心壓力等）的痕跡。以現在正夯的「蘋果肌」來說吧！蘋果肌是從韓國流行到亞洲，韓國人認為有蘋果肌的女性，非富即貴，是通往豪門的好命肌，女性同胞當然趨之若騖。

蘋果肌的秘密

蘋果肌在眼睛下方 2 公分處呈倒三角狀的組織，微笑或做表情時會因為臉部肌肉的擠壓而稍稍隆起，看起來就像圓潤有光澤的蘋果才得名，所以「蘋果肌」又稱「笑肌」。真正的蘋果肌既不是肌肉也不是骨頭，而是顴骨前方的脂肪組織，只有在笑的時候才會出現鼓起的形狀。

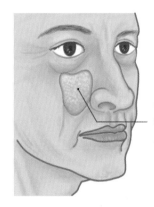

顴骨脂肪
（蘋果肌）
往下位移

蘋果肌結構圖

蘋果肌位於鼻部和顴骨之間的區塊，它撐住了顴骨，讓表情肌能安住在正常的位置，保持年輕面容。蘋果肌是脂肪組織，當周邊肌肉隨著年齡老化而逐漸無力下垂時，它的脂肪也跟著逐漸萎縮且向下位

移，顴骨上的表情肌順勢向內縮，附近肌肉出現向中及向下鬆垂的「走山」現象，法令紋加深，皺紋變多，老相就出來了。由此可見「青春永駐」的關鍵點在於保持蘋果肌。

從經絡分布來看，蘋果肌所在的區域正是小腸經所經之路，許多美容師的面部按摩手法也都順著小腸經 V 字形操作，英雄所見略同，中醫師當然也可以透過刺激小腸經來做面部 SPA。

小腸經面部經脈走向是由下而上，本身即具有向上提拉的力量，當然可以對抗地心引力。小腸與心相表裡，心之華在面，心經經別分布在整個面部，刺激小腸經也能刺激心經，有助於血液循環，讓面部內外皆美，延長面部「保存期限」。所以要向上提拉面部肌肉，常保青春，小腸經才是王道！

讀者們可以試著站在鏡子前，以雙手的食指中指按在「顴髎穴」，向上拉提面肌看看，是不是臉頰的肌肉都向外向上提拉，法令紋也變淺了，看起來更加年輕貌美呢？而且好處還不只如此，這動作還能順道提拉眼尾，因為眼尾部位也是小腸經的涵蓋處。

有些報導也推薦胃經的「下關穴」作為美容按摩用，可惜下關穴位置偏在面部外側，能提拉的肌肉有限，加上位在顴弓的下面，提拉力量被壓在它上方的顴弓所抵銷，效果就比不上顴髎穴。

小腸經的這個提拉力量還有利於心臟機能，臨床上見到許多心臟病患者，左側面肌比右側無力且下垂，左側頸肩偏緊。所以，常常按摩提拉面部小腸經的穴位，當然也有助於強化心臟囉！健康又美麗，一舉兩得，用中醫來美容很棒吧！

由於小腸經脈連結頸肩與頭面五官，因此頸肩對於五官有重大影響，頸肩過度僵硬會影響視力或聽力，反過來說，眼睛及耳朵的疾病，如青光眼、耳鳴等，也會造成頸肩緊硬。時間久了，頸肩僵硬與視力聽力問題互為因果，治療時必須一起著手。位於面部的顴髎穴，不僅可以就近治療五官疾病，加上善於處理頸肩問題，也可以解開頸肩僵硬，因果並治，一舉兩得。

小腸經頭面部解密 3：顴骨的健康學和面相學

顴骨是鼻子兩側的高骨，《內經》提到「顴者，肩也」，顴骨對應肩膀。從身體結構來看，位於面部兩側顴骨也對應到身體兩側的肩膀。兩者之間會互相透露訊息，例如肩膀僵硬、血液循環不良的人，顴骨上的筋膜會變緊變硬，顴骨附近容易出現暗色斑點；反之，顴骨上的黑斑變多，表示最近經常熬夜，導致頸肩僵硬痠痛，氣血循環不良！

有趣的是，在相學裡顴骨還代表個性與權力，不僅主導一個人的行事風格，還與社會地位、人際關係和承擔力有關，這個說法跟肩膀

延伸出來的「擔當」類似，再度印證顴骨與肩膀的關係。這個面相學的說法，也常被做為選擇工作夥伴和人生伴侶的參考。

顴髎穴位置及針法

「髎」是骨頭的空隙處，「顴髎」顧名思義就是顴骨的空隙處。本穴位於顴骨的下方，從外眼角向下畫一條直線，顴骨下緣畫一條橫線，兩線交會區有一個空隙凹陷處正是本穴，按下去有明顯酸脹感。

顴髎穴位於咬肌的起始部，當頸肩肌肉緊繃時，顴髎穴與咬肌也會

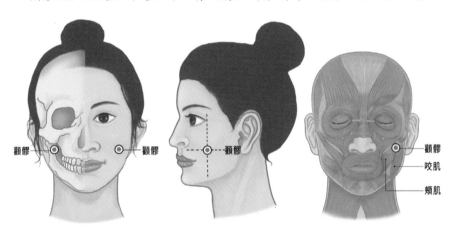

緊硬，張口時咬肌會很酸，睡覺時還會咬牙。平日保健建議多多張口以鬆開面頰肌肉，再配合揉按顴髎穴。

醫師治療方面，因為面部肌肉很薄，若在顴髎穴垂直進針，深度很淺，功效也不大。建議以 45 度針入咬肌之中，鬆開咬肌，方能解開頸肩僵硬的狀況。

有許多經絡都抵達面部，它們各有貢獻。例如面部肌肉的豐厚度，決定是否「膨皮」或面黃肌瘦，這部分都跟胃經、大腸經有關，因為陽明主面，也主肌肉。「心之華在面」，心經經別出於面，管理面部的黏膜、神經、血管等等，跟面部的表情和肌肉的靈活度有關。至於面部的脂肪，包括蘋果肌，則由膽經負責，小腸經提供面部肌肉向上的支撐力量。

自古以來，人們重視容貌的美麗與細膩表現，了解這些面部經絡的分布與關係，不只讓醫師可以適時幫助病人，也讓一般愛美的民眾能夠自己動手保養自己的面容。

手太陽小腸經——病候

小腸經脈病候 《內經》原文	說明
是動則病：嗌痛	本經經脈異常就會出現：咽喉痛
頷腫，不可以顧	頷下腫到不能回顧
肩似拔，臑似折	肩部痛得像要被拔開，上臂痛得像要被折斷
主液所生病者：	主治液功能異常所發生的疾病：
耳聾、目黃，頰腫	耳聾，眼睛昏黃，面頰腫大
頸、頷、肩、臑、肘、臂外後廉痛	頸、頷、肩部、上臂、肘、前臂外側後緣疼痛

表格說明：
白色區塊代表「是動病」，淺紫色區塊代表「所生病」。

小腸經脈的病候可以分為三類：

1. 循行所過的肢體部位：上肢循行部位的疼痛和面頰、下頷的腫脹疼痛

原文「嗌痛，頷腫，不可以顧，肩似拔，臑似折」的用詞比其他經絡病候強烈（只有膀胱經可與之比擬），強調局部腫脹痠痛程度非常厲害，而且還嚴重影響活動，如喉嚨與下頷（下巴下方的軟肉區）異常腫脹，導致頭部無法轉動回顧；肩膀痛到好像

被一直拉扯將被拔掉的感覺，上臂痛得像要折斷一般，這類疼痛令人焦躁不安，甚至還會令人發狂。

　　個人對於「肩似拔」這三字特別有感。一位從事家庭美髮的女老闆滿臉愁容來看診，由於長期低頭幫客人洗頭、剪髮，左側肩膀非常痠痛，晚上痛到無法入睡，白天體力不濟還得工作，情緒越來越低落，甚至還衝動地想拿刀子把肩膀砍掉，看看會不會從此就不再痛了！我聽完悚然一驚，想起小腸經病候「肩似拔」，才發現原來這三個字，不僅形容痛到好像要被拔掉的程度，甚至還有痛到想把肩膀砍掉的衝動，如此深刻疼痛和跌宕情緒，中醫以「肩似拔」來描述，非常精準到位。

　　面對這類嚴重的疼痛，中醫如何處理呢？個人臨床上面對這類情況都是嚴陣以待，努力找出真正病因來治本，配上調節氣機及結構來治標，標本共治，就能逐漸緩解。之後的中醫師不傳之祕將分享我們的臨床經驗。

2. 頭面五官科：以耳目病為主，耳病是重點

　　前面介紹過，小腸是心的耳目，而本經病候以耳病為重點。由於小腸主營養吸收，小腸經主液之所生病，所以病候中耳聾與目黃通常與營養吸收不良和水液代謝失常有關。

　　小腸吸收營養不良，無法透過相關經絡上送面部清竅時，除

了出現耳聾目黃之外，頭部還有空洞感，甚至眩暈，容易疲倦、心悸、腹脹、胃口不好等，加強營養補給及休息後可以稍微改善。

3. 小腸經主液之所生病

總論提到小腸受盛胃初步消化的食飲，進行再消化和營養吸收。小腸對於水液有獨特的泌別清濁、分類代謝能力，能將清的水回收體內，濁的水排出體外。所以小腸經的病候就與水液代謝失常有關。

心的五行屬火，小腸所分類管理的水液可用來平衡心火，讓心火從小便排出。小腸經行於面部，所管理的水液也可用來滋潤頭面部的官竅。當小腸水液代謝不良，如水液停滯，眼睛就會濕濕黏黏，眼屎增多；若水液排出過多，眼睛就會乾澀畏光。無論眼睛濕黏或乾澀都會影響視力，而出現「目黃」現象。目黃可分為他覺性目黃和自覺性目黃，詳閱《卷二》大腸經脈病候篇。

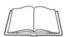 **中醫師不傳之祕：肩胛骨對於人體的影響**

小腸經脈循行上有二個重點結構，一為肩胛骨，二為顴骨，這兩個部位相對應，又可以互相解套。

肩胛骨剛好位於小腸經脈循行的轉折點，所以會受到胸腹部

心一胃一小腸的影響，也會影響頭面五官的功能。

心一胃一小腸的問題會導致肩胛骨的嚴重痠痛

臨床上看到許多腸胃功能差的病人，若兼小腸經氣阻滯，肩膀尤其是肩胛骨都異常痠痛，久治難癒。

小腸與心臟的關係密切，當心臟有病時，小腸經經氣也受影響，從肩胛骨牽連至腋下部位明顯緊繃痠痛，尤其肩胛骨硬梆梆，推都推不動，手臂活動不利，病人還以為自己得了五十肩呢！這些完全符合病候中「肩似拔，臑似折」的情況。

所以，中醫師可藉由肩膀的情況來判斷腸胃與心臟功能，當然也可以著手改善心臟和腸胃功能來治療肩頸痠痛。

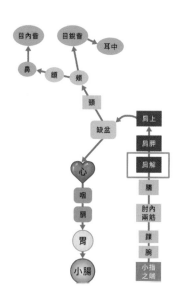

頸肩僵硬影響視力

以前在台北看診時，曾開一個中醫眼科特別門診，專治眼科疾病。從累積的案例中發現，眼科病人的頸肩，尤其是肩胛骨非

常僵硬，即使是先天性眼病的嬰幼兒肩頸肌肉也很硬，可見這類頸肩僵硬跟工作壓力沒有關係，純粹來自於眼睛相關的經絡系統氣血阻滯所致，這也符合小腸經循行於頸肩部的特性。此外膀胱經也連結了眼睛與頸肩部，對這兩個部位的病症也有影響，這部分將在膀胱經內容中討論。

臨床上可透過檢查顴部肌肉鬆緊度與觀察皮膚色澤變化，來判斷眼病的原因。例如常見溢淚的病人，由於小腸主液失常，體內水飲停蓄，顴部肌肉出現水腫現象，壓之有凹痕，皮膚顏色偏黃暗；乾眼症的病人則顴部肌肉緊繃，皮膚乾燥，顏色偏暗沉等。

頭面五官的經絡系統互相連結，頸肩僵硬不僅影響眼睛，也會影響耳朵、鼻子等，個人診治這些病證時，會將改善頸肩部氣血循環列為要務之一。也因肩胛骨與顴骨這兩個部位相對應，可以互相幫助，所以我們常會用顴髎穴來改善頑固的頸肩僵硬。

 中醫師不傳之祕：胸痹與小腸經的關係

小腸身為君主之官心臟的貼身護衛，小腸經脈特地循行於肩背部及胸腹部，給予心臟最高規格全面的防護。

《素問‧金匱真言論》說「人身之陰陽，則背為陽，腹為陰。

……背為陽，陽中之陽，心也；背為陽，陽中之陰，肺也。」
此處以背部和腹部來別陰陽，但胸部為心肺之宮城，所以此處的
背應該包含胸部。心肺兩經主要循行在胸部，因為屬於陰經，沒
有直接循行至背部，而是透過相表裡的大腸經和小腸經涵蓋背部。

　　胸背部為人體之上焦，以心肺陽氣為主。若上焦陽氣不足，
則下焦陰寒之氣就會趁勢上逆，盤據於胸部清陽之位，致使胸背
陽氣痺阻不通，出現「胸痺」之證。一如《金匱要略·胸痺心痛
短氣病脈證》所述：「夫脈當取太過不及，陽微陰弦，即胸痺而
痛。所以然者，責其極虛也。今陽虛知在上焦，所以胸痺心痛者，
以其陰弦故也。」並指出胸痺心痛之證。胸痺之證病情有輕重，
輕者胸滿，重者胸痛。
　　就病性來看，胸痛有輕重之別，輕者為喘息欬唾、胸背痛的
「栝蔞薤白白酒湯證」，稍重者為不得臥、心痛徹背的「栝蔞薤
白半夏湯證」，大加半夏以化痰降逆，到最重者為心痛徹背、背
痛徹心的「烏頭赤石脂圓證」，以附子、烏頭和乾薑等大辛大熱
之藥通陽氣，散陰寒。
　　就病位來看，隨著陰寒邪氣持續增長，胸中陽氣逐漸消散，
從栝蔞薤白白酒湯證的「胸背痛」，到栝蔞薤白半夏湯證的「不
得臥、心痛徹背」，到最嚴重烏頭赤石脂圓證的「心痛徹背、背

痛徹心」，病情從胸痛變成心臟痛，加上越來越明顯的背痛。小腸經脈循行於前胸與後背，還絡心臟，與胸痺疼痛部位完全相符。另外，《內經》還說：「寒氣客於衝脈，衝脈起於關元，隨腹直上，寒氣客則脈不通，脈不通則氣因之，故喘動應手矣。」關元穴為小腸募穴，因此治療胸痺可以使用心經和小腸經。

臨床上治療經驗分享：主要取用心經和小腸經。

● **病性**：源於上焦陽氣虛，選用心神正（神門穴＋支正穴）原絡配穴外，還可加上心腎兩經的滎火穴。若兼有寒氣客於衝脈，出現明顯的氣逆喘促，可配通衝脈的公孫穴，加上脾腎兩經的滎火穴。

● **病位**：病位主要在胸與背，人體是立體結構，且時時處於動態中。內在病變會影響外在結構，外在結構異常也會影響內在疾病。因此胸背結構會呈現為「前一中一後」異常立體型態，且無法正常活動。治療時從胸骨（前）一腋窩（中）一肩背（後）著手，解開胸廓結構，加上針刺肘關節以改善手臂和肩背的活動度。

1. 胸骨：部分病人的胸骨上，尤其膻中穴附近會出現條索筋結，可以直接在條索的上方下針。

2. 腋窩：腋窩腫硬者，可用心經極泉穴。（其實，小腸經別也通過腋窩）

3. 肩背：可取小腸經腋後的肩貞穴、臑俞穴和肩胛骨的天宗穴以鬆開緊繃的背部，對側的曲池穴鬆開大椎。

4. 心臟後方：曾有心臟病人敘述「肩胛骨裡面的心臟痛」，聽起來很奇怪，但是參考《通玄指要賦》：「脊間心後痛，針中渚立瘥。」選用對側三焦經的中渚穴，痛感馬上消失。肩胛骨裡面的心臟痛其實就是「脊間心痛」。

5. 肘臂：以心經少海穴解開上臂及肘關節的硬腫。

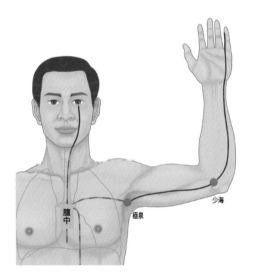

心經經脈循行圖

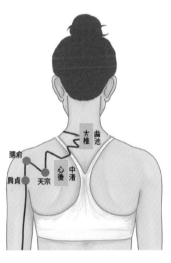

小腸經脈循行圖

中醫師不傳之祕：太陽經主表證的特色

　　人體的背部主要由小腸經和膀胱經覆蓋，成為人體防禦機制中很重要的經絡系統。相對於腹部而言，背部屬於外面，陽氣充足，面積又大，有足夠的能力保護身體，好像自然界的太陽一樣，中醫稱它們為「太陽經」，負責維持一身的表氣，防禦外邪侵襲。

　　外在氣候變化所產生的風寒暑濕燥火等六氣，時時刻刻都圍繞在人體的外層，尤其是背部區域，只要稍有不慎，它們就會趁虛而入，侵襲人體，感冒就是常見的例子。當身處於冷氣房或在風大的地方，如果衣服穿得不夠多，或沒有特別避風，寒氣就會侵入人體而出現流鼻水打噴嚏咳嗽等寒氣束表現象。小腸經與膀胱經同屬太陽經，包覆於人體背側區域，因此中醫在診治感冒時，小腸經和膀胱經這兩條太陽經是很重要的經絡。

　　太陽經是人體外層的護衛，就像房子的外殼一樣，是保護內臟的重要經絡，太陽經原本的特質就比較堅硬，再加上承受風吹雨打，變得更為僵硬。當外在的風寒邪氣反覆侵襲太陽經，導致氣血嚴重阻滯時，就會產生劇烈的疼痛和肢體活動障礙，所以小腸經病候出現「肩似拔，臑似折」，膀胱經病候出現「衝頭痛，目似脫，項如拔，脊痛，腰似折，髀不可以曲，膕如結，踹如

裂」，這都代表筋膜肌肉異常緊硬的痛症。所以中醫師在診治這類痛症時，通常會將外在的風寒等邪氣納入考量，再調節氣機和鬆解緊繃的結構，標本共治，以改善病情。

小腸經循行至頭面五官、肩胛、心、胃和小腸。外在的邪氣入侵時，會影響循行所過之處，如肩胛僵硬、心悸、食慾不振、消化不良、腹痛、鼻塞、耳痛、咽痛等症狀，這些看似獨立的症狀，其實都來自同一個病因。譬如現代的「腸胃型感冒」，中醫師早就知道治療時只須針對主要病因處理，病情就會有所改善，這就是中醫「治病求本」的精神。

我們還可參考《內經》：「凡十二經絡脈者，皮之部也。是故百病之始生也，必先於皮毛，邪中之則腠理開，開則入客於絡脈，留而不去，傳入於經，留而不去，傳入於府，廩於腸胃。」「夫邪之客於形也，必先舍於皮毛，留而不去，入舍於孫脈，留而不去，入舍於絡脈，留而不去，入舍於經脈，內連五藏，散於腸胃，陰陽俱感，五藏乃傷。」外在邪氣由表入裡的過程中，腸胃是體內深層的防線，邪氣一旦入侵體內，很容易進一步影響腸胃。由此可知，若腸胃機能健全，就能提供良好的防禦外邪能力。

二、手太陽之正（經別）

　　小腸經別完全符合經別「加強相表裡臟腑在體內連結」的特質，並簡化小腸經脈胸腹部路線，成為心與小腸的直達車，除了營養直送之外，也利於心與小腸之間的「私人悄悄話」，如心火下移小腸，小腸傳送耳目收集的訊息給心等。

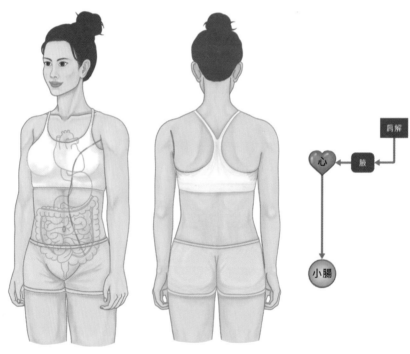

小腸經別循行圖　　　　　　　　　小腸經別捷運圖

小腸經別 《內經》原文	說明
4. 繫小腸	再向下連繫小腸
3. 走心	走向心臟
2. 入腋	向下行，進入腋窩
1. 指地，別於肩解	本經別自上而下，在肩關節處從手太陽經分出

表格說明：

1. 編號代表經脈流動的方向和順序。

2. 粉色區塊代表循行體腔內，白色區塊代表循行在四肢部位。

肩腋心腸線

本經別有四個重點位置，因此簡稱本經別為「肩腋心腸線」。

● 肩解：從背部的肩關節（肩解）分出來

● 腋：向下沿著腋部後側，繞進腋窩，通過心經的極泉穴

● 心：再從腋下出來，橫過胸部走向心臟

● 小腸：從心臟向下聯繫小腸

「肩腋心腸線」是一條營養直送路線，也點出肩部痠痛的部分原因來自心臟、腸胃功能失調等。反推肩腋部也能透露出心臟和小腸的情況。依據功能還可再細分：

「**肩腋心線**」：從肩解到心臟，強化肩腋為心臟功能反應區
的特質。

「**腋心腸線**」：從腋到胸腹，文字很精簡，內容卻很豐富。
參考心經路線，會發現小腸經別與心經經脈並行，且被心經經筋
一起包覆。這是一條隱形路線，如此走向是為了維持人體重要的
生理機能。

小腸經別在胸腹部的隱形道路

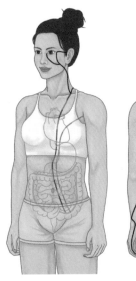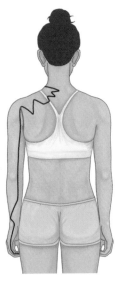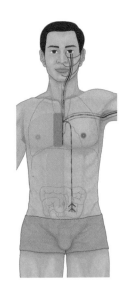

小腸經脈與經別胸腹循行圖　　　心經經脈與經筋胸腹循行圖

心經經脈與小腸經脈、經別在胸腹部並行。請參閱下表。

心經經脈	心經經筋	小腸經別	小腸經脈
	3. 上入腋，交太陰	2. 入腋	
1. 起於心中，出屬心系	4. 伏乳裡，結於胸中	3. 走心	5. 絡心
2. 下膈，絡小腸	5. 循賁，下繫於臍	4. 繫小腸	6. 循咽，下膈抵胃，屬小腸

胸部的隱形路線：從腋出來，通過乳房區抵達心臟。心經經筋雖然「伏乳裡」，但心經穴位並未特別治療乳房，反而小腸經的許多穴位都能治療乳房疾病。將在保健篇介紹。

腹部的隱形路線：從現代解剖可知小腸所在位置包含上腹部及下腹部，小腸經脈與經別所屬的「小腸」部位，當然也涵蓋這些部位。《卷四》心經介紹《內經》提到的：「月事不來者，胞脈閉也。胞脈者，屬心而絡於胞中。」心臟很重視傳宗接代以保留優質的血脈血統，特地開展一條「胞脈」抵達胞宮（即子宮），以提供血液與養分。此胞脈還包含了小腸經系統，兩者共同形成「胞脈」。從另一個角度來說，心經也可能搭乘小腸經的便車抵達胞宮，因為小腸募穴是位於肚臍以下三寸的關元穴，與子宮的位置非常接近。募穴為臟腑之氣轉輸於胸腹部的位置，可見下腹部是小腸的重點部位。

總論介紹過小腸與脾臟之間有實質連結，心脾和小腸共同調節婦科功能。小腸經經筋循行未到胸腹部，從胸部到肚臍以上部位的保護之責交給心經經筋管理，肚臍以下部位則由脾經經筋負責。肚臍是一個人的生命之本，心經與脾經的經筋以肚臍為分野，分工合作，功效更強。同時，心脾兩經的經筋都能反映小腸與胞脈的機能。心經經筋病候的內急和伏梁，無論是病性或病位皆與小腸經有關。

　　心經系統與小腸經系統共同形成「胞脈」，其功能也與兩經特性有關，例如心主血主脈，負責血液的輸送，小腸經主液之所生病，負責水液的輸送。兩經提供血與液的養分，上為乳汁，下為月水，維持正常婦科功能，從而形成婦科系統中特有的「血」與「水」特質。後文會詳加介紹。

 中醫師不傳之祕：「胞脈」意涵和相關病證

1.「胞」的定義

　　《內經》說「胞脈者，屬心而絡於胞中。」顧名思義就是聯絡「胞」的「脈」。《內經》另外有關「胞」的內容，如「腦、髓、骨、脈、膽、女子胞，此六者地氣之所生也，皆藏於陰而象於地，

故藏而不寫，名曰奇恒之府。」此處的「女子胞」功能藏而不瀉，且專屬於女性所有，就是胞宮。

《說文解字》認為胞是「兒生裹也」，後世還有「腹中胎」，「胎之衣」的說法。成語也有「民胞物與」，俗語中的「胞兄胞姊」，「手足同胞」等。可見胞是子宮、胞胎或胎衣的代名詞，也是婦女妊娠，傳宗接代的重要組織。

另外，從胞的字形來看，月是肉的古字，月＋包即是包裹著肉的意思，人體內唯有子宮會包含著肉，所以胞可以視為子宮。

2.「胞」的病變反應區

參酌《金匱要略》在婦人雜病篇所述：「婦人之病，因虛、積冷、結氣，為諸經水斷絕，至有歷年，血寒積結胞門。寒傷經絡……痛在關元……」本病因血寒積結胞門，損傷經絡及多處病位，其中特別點出「痛在關元」。關元穴不僅是足三陰經的交會穴，也是小腸的募穴，可見，小腸經與胞宮有著密切關係，當胞宮出現病變時，會反應在關元穴，進而影響小腸經。

3. 與「胞」相關的病證：分為血病與水病兩大類

婦科病證影響月經與妊娠，主要與血病有關：

《內經》：

「月事不來者，胞脈閉也。」

「石瘕生於胞中，寒氣客於子門，子門閉塞，氣不得通，惡血當寫不寫，衃以留止，日以益大，狀如懷子，月事不以時下，皆生於女子。」都出現月經不調。

《金匱要略》：

「婦人有漏下者，有半產後，因續下血都不絕者。有妊娠下血者，假令妊娠腹中痛，為胞阻，膠艾湯主之。」

「婦人懷妊，腹中痛，當歸芍藥散主之。」

「婦人宿有癥病，經斷未及三月，而得漏下不止，胎動在臍上者，為癥痼害。妊娠六月動者，前三月經水利時，胎也；下血者，後斷三月，衃也。所以血不止者，其癥不去故也，當下其癥，桂枝茯苓丸主之。」

「問曰：婦人年五十所，病下利，數十日不止，暮即發熱，少腹裡急，腹滿，手掌煩熱，唇口乾燥，何也？師曰：此病屬帶下，何以故？曾經半產，瘀血在少腹不去。何以知之？其證唇口乾燥，故知之。當以溫經湯主之。」

以上病證皆因瘀血停滯導致下腹痛。當歸芍藥散是四物湯合五苓散的變化方，其與桂枝茯苓丸兩方都是血分與水分共治的方

劑，切合前面所述心經與小腸血與水的特色。

婦科影響膀胱小便功能，主要與水病有關：

《內經》：「胞移熱於膀胱則癃、溺血。」

「五藏因肺熱葉焦，發為痿躄，此之謂也。悲哀太甚則胞絡絕，胞絡絕則陽氣內動，發則心下崩、數溲血也。」

無論是胞熱或胞絡絕，都會連累膀胱而出現水液代謝異常的狀況。

《金匱》另有一個容易混淆的病證「轉胞」：

「問曰：婦人病，飲食如故，煩熱不得溺，而反倚息不得臥者，何也？師曰：此名轉胞，不得溺也，以胞系了戾，故致此病，但利小便則癒，宜腎氣丸主之。」

對於此處的「胞」，後世醫家主要有兩種見解——

部分醫家認為此處的胞是指尿胞，病因下焦陽氣不化所致，故以腎氣丸溫行下焦陽氣則溺出病解。三國嵇康在《與山巨源絕交書》提到：「每常小便，而忍不起，令胞中略轉，乃起耳。」因此後世以「轉胞」暗指憋尿之意。

部分醫家認為此處的胞是指胞宮，中醫前輩以「轉胞」做為妊娠小便不通的代稱，病因妊娠後期，母體中氣虛或胎兒過大而

不能舉胎，壓迫膀胱，導致小便不通，多採用補氣升舉，轉動胞胎來治療。如《胎產心法》曰：「妊娠轉胞，乃臍下急痛，小便不通。凡強忍小便，或尿急疾走，或飽食忍尿，或忍尿入房，使水氣上逆，氣逼於胞，故屈戾不得舒張所致，非小腸膀胱受病而利藥所能利也，法當治其氣則癒。」元代名醫朱丹溪在《格致餘論》記載接生婦手塗香油，自產戶托起胚胎，使母親可以排尿的特殊療法。

古文中，「脬」（音：拋）專指膀胱，或稱為「尿脬」，同時也有「脬」與「胞」互用的情況。個人淺見，《內經》中的「胞」主要指「胞宮」，部分內容指「尿脬」。後世可能以其具有容納包裹之意，借用來說明膀胱，稱為「尿胞」，或因「脬」與「胞」兩字音與形相似而互用。因此《內經》的「胞痹者，少腹膀胱，按之內痛，若沃以湯，澀於小便，上為清涕。」此處的「胞」應通「脬」，屬於膀胱病變。

除了上述血病與水病之外，《內經》還有一個後世稱為「子瘖」的敘述：「黃帝問曰：人有重身，九月而瘖，此為何也？岐伯對曰：胞之絡脈絕也。帝曰：何以言之？岐伯曰：胞絡者繫於腎，少陰之脈，貫腎繫舌本，故不能言。帝曰：治之奈何？岐伯曰：無治也，當十月復。」脾經經筋所形成的簍子結構會特別內著於

脊，是為了固定簍子結構，同理，胞胎繫於腎也是為了固定於體內。懷孕後期，胎兒長大，壓迫足少陰腎經，使得腎經經氣無法循經上承至舌本而聲啞難出的「子瘖」之證。此處的胞是「胞胎」之意。

4. 與「胞脈」相關的病證～「倒經」

由於心經系統與小腸經系統共同形成「胞脈」，《諸病源候論》指出：

正常生理功能「手太陽小腸之經也，為腑主表；手少陰心之經也，為臟主裏。此二經共合，其經血上為乳汁，下為月水。」

異常病理狀態「婦人月水不利者，由勞傷血氣，致令體虛而受風冷，風冷客於胞內，損傷衝、任之脈，手太陽、少陰之經故也。衝脈、任脈之海，皆起於胞內。」

可見「胞脈」深深影響女性的月經週期。臨床上有一種與胞脈相關的異常月經現象，稱為「倒經」或「逆經」。顧名思義，就是月經的經血沒有向下順行到胞宮，反而倒行或逆行到其他部位，由於此證經血常從鼻孔或口中流出，出現衄血（流鼻血）或吐血，所以又稱為「經行吐衄」。一旦經血逆流向上，下行的經血量就會減少，甚至月經閉止不來。

歷代醫家多從肝胃血熱氣逆論治倒經，我們也可以試著從經

絡角度來分析。胞脈由心經與小腸經共同組成，經血沿著兩經的循行路線，向上為乳汁，向下為月水。若胞脈功能失常，一如《內經》所說「今氣上迫肺，心氣不得下通，故月事不來也。」氣上迫肺導致心氣不下，經血唯有上行，若衝逆過度，超越乳房部位，繼續上行至面部，沿著心經與小腸經所經的喉嚨而出現吐血，或經過鼻旁，加上受到「心肺有病，鼻為之不利」的影響而出現流鼻血現象。胞脈閉阻不下，月經無血可出，當然就出現閉經現象，治療時，可從肺、心、小腸三條經絡系統著手。

 中醫師不傳之祕：癥瘕積聚與婦科的關係

前文介紹過，婦科以血病與水病為特質，尤其氣血瘀滯影響最劇。氣血瘀滯在婦科疾病會出現癥瘕積聚現象。

中醫對於「癥瘕積聚」的概念

癥瘕積聚都是腹內有積塊，出現或脹或痛的病證。

《內經》有關「積」的論述：

「百病之始生也，皆生於風雨寒暑清濕喜怒…… 留而不出，傳舍於腸胃之外，募原之間。留著於脈，稽留而不去，息而成積。……積之始生，得寒乃生，厥乃成積。」

「寒氣客於小腸膜原之間，絡血之中，血泣不得注於大經，血氣稽留不得行，故宿昔而成積矣。」

指出「積」的病位在小腸膜原之間，與小腸經系統有關，病因寒氣而生，血氣停滯久而成積。

《難經》增加積與聚兩種病證的比較分析：

積	聚
陰氣，陰沉而伏	陽氣，陽浮而動
氣之所積，五藏所生	氣之所聚，六府所成
始發有常處，其痛不離其部，上下有所終始，左右有所窮處	始發無根本，上下無所留止，其痛無常處

《金匱》也有類似的說明：「積者，臟病也，終不移；聚者，腑病也，發作有時，輾轉痛移。」

積聚涵蓋範圍較廣，癥瘕常見於婦科疾病，尤指婦女下腹胞中有腫塊，伴有脹痛甚或出血者，類似現代生殖系統的腫瘤、炎性包塊等。《校註婦人良方》認為「婦人腹中瘀血者，由月經閉積，或產後瘀血未盡，或風寒滯瘀，久而不消，則為積聚癥瘕矣。」病位當然就在胞宮的位置。

從名稱上來看，癥瘕的特質與積聚有相似之處，如：

癥者徵也，腹中腫塊，按之應手，牢固不動，有病形可徵驗，與積同性質；

瘕者假也，腹中腫塊，聚散無常，推之則動，按之則走，與聚同性質。

癥和積皆有形，固定不移，痛有定處，病在臟，多屬血病；

瘕和聚皆無形，聚散無常，痛無定處，病在腑，多屬氣病。

《金匱》也提到婦人癥病的影響：「婦人宿有癥病，經斷未及三月，而得漏下不止，胎動在臍上者，為癥痼害。……所以血不止者，其癥不去故也，當下其癥，桂枝茯苓丸主之。」由於癥這個痼疾，導致胎動不安、妊娠出血，若要止血安胎須從本而治，下其癥痼則血可止。

桂枝茯苓丸正是結合心與小腸，血分與水分並治的完美處方。桂枝屬於心經用藥，可視為溫通胞脈的代表藥，入血分為主；茯苓歸心肺脾腎經，功能利水滲濕，可做為調節小腸主液，泌別清濁的用藥，入氣分為主。

腸覃及石瘕

《靈樞·水脹》還提到腸覃、石瘕之證。以下為對照表：

	腸覃	石瘕
病因	寒氣客於腸外，與衛氣相搏，氣不得營，因有所繫，癖而內著，惡氣乃起，瘜肉乃生	生於胞中，寒氣客於子門，子門閉塞，氣不得通，惡血當寫不寫，衃以留止
症狀	其始生也，大如雞卵，稍以益大至其成，如懷子之狀，久者離歲按之則堅，推之則移	狀如懷子
月事	月事以時下	月事不以時下，皆生於女子
病位	腸外	胞中，子門
病性	寒氣與衛氣相搏	寒氣導致惡血留止

兩者症狀很類似，都有下腹部持續腫大，好像懷孕一般，但腸覃病在腸外，與婦科病無關，所以月經按時而行；石瘕病在胞宮，屬於婦科病，氣血阻滯，月經無法按時而來。《婦科心法》整理出鑑別重點：「腸覃石瘕氣血分，寒客腸外客子門。二證俱如懷子狀，辨在經行經不行。」

猶記早年學中醫的時候，看到這兩個病名時愣住了，好拗口

的組合！後來理解先賢也是煞費苦心，為了凸顯病症特色才會如此命名。

　　腸覃：寒氣客於腸外與衛氣相搏，肺主衛氣，大腸與肺相表裡，因此古人認為病位在大腸，個人認為也有可能如前所述「寒氣客於小腸膜原之間」。由於寒氣與衛氣相搏，氣機被牽繫而阻滯，出現腹內硬塊、消化不良的「癖」證，病在氣分。「覃」有深廣、蔓延的意思，指出腸外因惡氣蔓延生的瘜肉，持續增大，所以稱為「腸覃」。

　　石瘕：寒氣客於子門，氣不得通，惡血留止在胞宮之中，導致月經不行，當然也沒有懷孕。「石」字可以直接理解如礦物般堅硬。從中醫角度來看，任脈臍下二寸「石門穴」，古書一再提醒：「石門女子禁不可刺灸，令人絕子。」民間也用「石女」來稱呼先天無法進行性行為的女性，當然無法受孕。因此石字既可呈現腹部腫塊的堅硬度，也能用來說明不孕的情況。本病使用「瘕」字，個人認為並非取其易散之意，而是來自《內經》「任脈為病，男子內結七疝，女子帶下瘕聚。」古時「瘕」字也指婦女腹中結塊病，本病正借用此意。

　　綜合以上所論，腸覃與石瘕都屬於婦科腫瘤疾病，前人認為

腫塊生於胞脈稱為「腸覃」，近人認為類似婦女卵巢腫瘤；生於胞宮稱為「石瘕」，類似子宮腫瘤。無論腫塊生於胞脈或胞宮，在在顯示心經與小腸經共同形成的胞脈都與婦科有特殊關聯。小腸經面部重點部位「顴骨」，當然也會透露婦科狀況，最常見下腹氣血瘀滯的女性，其顴骨顏色較為暗沉，上有黑斑。

三、手太陽之別（絡脈）

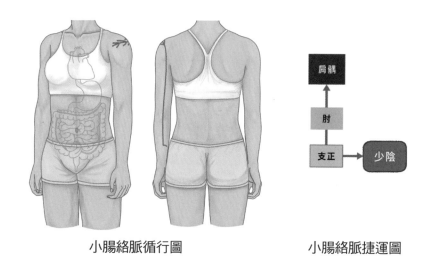

小腸絡脈循行圖   小腸絡脈捷運圖

小腸絡脈跟經別一樣精簡，由前臂的支正—肘—肩髃穴。

	小腸絡脈《內經》原文	說明
循行	3. 絡肩髃	最後向上絡於肩髃部
	2. 其別者，上走肘	有一條支脈，上行通過肘部
	1. 手太陽之別，名曰支正上腕五寸，內注少陰	手太陽絡脈，名為支正，在腕關節後五寸處，向內側注入手少陰心經
病候	實則節弛，肘廢	實證，肩肘部的關節鬆弛，痿廢無法正常使用
	虛則生疣，小者如指痂疥	虛證，皮膚會出現贅生的瘤，大型為疣，小型的如指間痂疥之類

小腸絡脈——循行特色

支正絡肩髃

小腸絡脈從腕上五寸處的支正穴分出，橫跨尺側腕屈肌，向內側注入手少陰心經。並分出支脈向上通過肘關節，最後卻不是停留在小腸經最重視的肩解或腋處，而是轉向肩前的肩髃穴。為什麼會突然轉到大腸經呢？這正是本絡脈特別之處。

要回答這個問題，須加入小腸經脈及經別一起研究。

部位	小腸經脈	小腸經別	小腸絡脈
腋		2. 入腋	
肩	4. 出肩解，繞肩胛，交肩上	1. 指地，別於肩解	3. 絡肩髃
肘	3. 出肘內側兩骨之間，上循臑外後廉		2. 其別者，上走肘
腕	2. 直上循臂骨下廉		1. 上腕五寸……

參考上表，可以清楚看出小腸經別與絡脈的分工：**經別加強小腸經脈的胸腹循行，絡脈加強小腸經脈的肩臂循行**。

若以肩關節為界：

通過其上方為「經脈」，含手臂陽面及胸腹部，是為【主線】；

通過其下方為「經別」，穿過腋—心—小腸，是為【內線】；

通過其前方為「絡脈」，僅在手臂陽面，是為【外線】。

肩膀部位是小腸經的熱門部位，主線小腸經脈從手臂後方由下向上包覆，內線經別從肩關節向下到腋後，繞過腋下（可視為肩關節的下方）到胸前。既然肩關節的後方及下方已有充足的連結，承擔加強肩臂循行任務的外線絡脈當然要另闢蹊徑。

肩關節是人體活動量及活動角度都很大的關節，為了協助穩定關節，有四條小肌肉連結肩胛骨和肱骨，共同組成「旋轉肌群」或「肩袖」，細節將在經筋篇介紹。其中棘上肌起於肩胛骨棘上窩，穿過肩峰下方，止於肱骨大結節上方，亦即肩髃穴附近，與本絡脈在肩部的循行很類似。但回歸中醫的絡脈理論，通常不會選擇有被擠壓風險的部位，所以本絡脈似乎不是透過這條路線連結肩髃穴，極有可能是從肩胛骨經腋後向肩關節的前上方跨越，包絡肩關節的後面一側面一前面，最後結絡在肩前最重要的肩髃穴。

由於「髃」字即為「肩前」之意，故此處的肩髃狹義是指小腸經的肩髃穴，廣義可指肩前部位。原文用「絡」字表示不是一條線，而是片狀的聯繫，亦即由後側網絡至前側，將肩關節的陽面（包括前、中、後側）包裹在一起。如此一來，整個肩關節就全被小腸經系統包覆。

小腸經古稱肩脈，主要為了保護心臟，才將肩膀緊緊抓住，如：

- 肩膀的後上方—由正經及經筋負責
- 肩膀的後下方—由經別負責
- 肩膀的側方及前方—由絡脈負責

小腸絡脈──病候

由於小腸絡脈連結三條經絡：小腸經、心經（內注少陰）和大腸經，它們連結在一起的作用可從病候中推論出來。

● 循行所過的肩肘部位

無力鬆弛，導致無法活動。由於本絡脈「絡肩髃」，發生病變時會影響到肩關節的前、中、後側，範圍擴大了，病情益加嚴重。

● 皮膚病變

《內經》說「諸痛瘍瘡皆屬於心」，小腸是心的代謝管道，心火可以從小便排出，也會從皮膚透出，其中「虛則生疣，小者如指痂疥」。

疣：生長於體表的一種贅生物，又稱「贅疣」，俗稱「千日瘡」。本病多發生於手背、手指或頭面部，患部的贅生物起初小如黍米，大如黃豆，突出表面，表面粗糙，狀如花蕊，顏色灰白或污黃，

所以又稱為「飯蕊」。疣的數目多少不定，一般無自覺症狀，用力壓按時略有痛感，碰傷或摩擦後容易出血。

痂：是創傷後已經結痂的皮膚或是瘡瘍的外殼。古文的痂與疥是同義字。

在小腸經別篇介紹過「腸覃」與「石瘕」屬於婦科腫瘤，是體內的贅生物。本絡脈的疣與痂屬於皮膚的贅生物。「諸痛癢瘡皆屬於心」，加上小腸泌別清濁的功能失常，無法將代謝物排出體外時，就會循著經絡系統阻滯於內線和外線，在體內和體外形成腫瘤、疣和痂等贅生物。

小腸經主液之病，善於清瀉火氣，走血脈，可以協助平衡心火，本經絡穴「支正穴」就是小腸經首選穴。大腸經善於散風熱，走皮毛，肩髃穴本身就是治療皮膚病的有效穴位，兩者合作，可以減輕心臟的壓力，改善皮膚病症。

 中醫師不傳之祕：支正穴的秘密

1. 穴名的秘密

大腸經絡穴偏歷穴很有特色，本經絡穴支正穴名也蘊含秘密：

支：絡，持也。本絡脈分支絡向陽明經的肩髃穴，支持肩部結構系統；

正：聯，護也。本絡脈聯結心經，心為君主之官，此為正途，以支脈來支持正脈，守護心臟長養正氣。

本絡脈連結大腸經的肩髃穴，上肢主要為心肺所管轄，上肢可視為心肺的延伸，所以與心肺相表裡的大小腸經也在此處相合。

2. 取穴的秘密

由於支正穴橫向手臂內側注入心經，當出現病變時，從腕關節向上5寸，在尺骨下緣與尺側腕屈肌之間會觸摸到細細的橫向條索，支正穴即在此處。

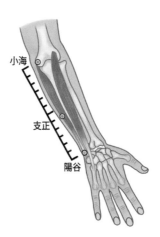

3. 配穴的秘密

支正穴是絡穴，善於治療心經與小腸經疾病，配合心經的原穴「神門」，就成為原絡配穴「心神正」，類似苓桂朮甘湯的功效，尤其天氣變化大，且夾寒濕，而影響心臟功能時，可以解表溫裡，祛濕利水，對於改善心臟功能特別有效。

支正穴也是診斷和治療心臟病很好用的穴位，若敲打手臂外側時，感到異常疼痛酸麻難耐，便是心臟病的警訊，要趕緊治療。尤其因心陽不足產生的水腫、肩背沉重痠痛更為有效，所以平日可敲打按揉手臂外側以保養心臟。

四、手太陽之筋（經筋）

小腸經筋──循行特色

小腸經筋 《內經》原文	說明
7. 其直者，出耳上， 下結於頷，上屬目外眥	從完骨直行的筋脈，出走於耳上，再向下結於下頷處，然後轉上行，連屬於眼外角
6. 其支者，入耳中	從完骨分出的支脈，進入耳中
5. 循頸，出走太陽之前， 結於耳後完骨	沿著頸部走出來，經過足太陽經筋的前方，結在耳後完骨（耳後乳突）
4. 其支者，後走腋後廉， 上繞肩胛	從腋下分出的支脈，向後走過腋後側，再向上繞行肩胛部
3. 入結於腋下	沿著手臂後側，進入腋下，並結於此處
2. 上循臂內廉，結於肘內銳骨之後，彈之應小指之上	向上沿前臂內側，結於手肘內側的骨頭後方（肱骨內上髁），若彈該處會有麻感傳至手小指之上
1. 起於小指之上，結於腕	起始於小指外側之上，結於腕關節

附註：
有些版本最後還有「其支者，上曲牙，循耳前，屬目外眥，上頷，結於角。」本書未列入。
一方面內容與三焦經經筋雷同，對於極重經濟效應的人體來說，此非重要部位沒必要重複路線。
再者，依據小腸經脈循行來看，既有經筋已足以包覆經脈，後文會詳述。所以本書不討論「上
曲牙……結於角」這段循行。

小腸經筋主要包覆小腸經脈循行所過的上肢部和頭面部，至於胸腹部則交由心經和脾經經筋保護。

小腸經筋循行圖　　　　　　　　　　**小腸經筋捷運圖**

捷運圖說明：
1. 部位邊緣加上黑色框者，表示是經筋所結之處。
2. 藍底白字的部位，表示為本經筋重要部位。

上肢部（路線1-4）

　　本經筋從小指外側經由手臂至肩胛這段循行部位大致與經脈一致，比較特別的是從腋下到耳後完骨這段路線，涵括了小腸經前面三個系統在肩胛部位不同的路線，使它成為一體。例如：

　　本經經脈：循著上臂外後側，經腋後廉，向上繞行肩膀，再跨越肩膀到前胸，進入缺盆；

　　本經經別：從肩關節向下經過腋後廉，進入腋窩；

　　本經絡脈：從手肘上行，經過腋後廉，絡於肩關節前方的肩髃穴。

　　綜合來看，小腸經所經部位除了肩膀之外，還包含腋後部位，本經經筋就涵蓋這些部位。

　　本經筋所經過的肩腋部位，有四條肌肉圍繞肩關節，包括棘上肌、棘下肌、肩胛下肌和小圓肌，它們連結肩胛骨和肱骨大結節，共同組成「旋轉肌群」或「肩袖」(rotator cuff)，在肩關節大範圍活動時，協助肩關節韌帶以及肱骨的穩定。

　　棘上肌位於肩胛骨棘上方，從肩胛骨穿過肩峰下面到肱骨大結節。由於本經絡脈絡於肩峰與肱骨大結節之間的肩髃穴，因此

本經經筋也可能會循著棘上肌到肩髃穴，到達此處與本經絡脈交會，提供保護，並加強肩關節的穩定性。

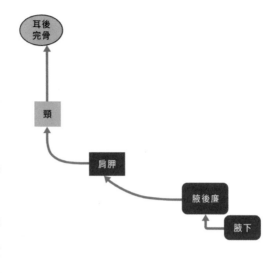

另外，位於小圓肌下側的大圓肌也連結肩胛骨和肱骨，它的下緣正是背闊肌的上緣。大圓肌與背闊肌都經過腋下，因此，大圓肌不僅屬於肩膀肌群，也成為腋後廉和腋下肌群的一部分。

本經筋從肩胛部位繼續上行，循著頸部結於耳後完骨。耳後完骨現代稱為「乳突」或「顳骨乳突」（mastoid process），是從顳骨乳突部的底面突出的圓錐形突出，這個部位對於小腸經有重要意義，後文會詳述。

小腸經筋上肢部，具有保護小腸經脈和從後背及肩部保護心臟的重要功用，成為心臟後方最強的保衛，也是人體上背部的護衛結構。

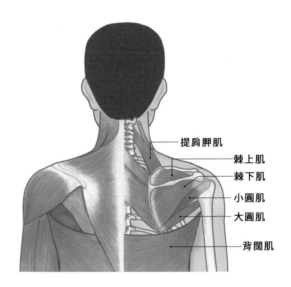

提肩胛肌
棘上肌
棘下肌
小圓肌
大圓肌
背闊肌

　　在心經篇章中討論過心臟病的先兆部位，包括肩部、頸部及腋區，這些區域都是小腸經筋循行部位，所以小腸經筋會反映出心臟問題，平日多拉筋或按揉，也是減輕心臟負擔，保護心臟的好方法。

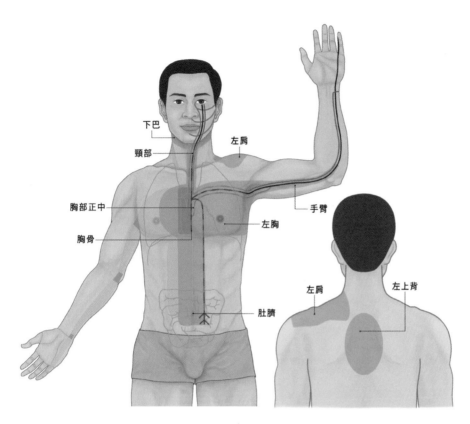

下巴

頸部

左肩

胸部正中

手臂

胸骨

左胸

左肩

左上背

肚臍

紅色區域為心臟病的先兆部位，藍色區域為心經經筋循行部位。

手三陽經都從手臂向上循到肩頸部位，橫向交會於脊柱上的大椎穴。大腸經從肩關節前方行經肩膀部位，具有咬緊牙關，一肩挑起的特質，小腸經從肩關節後方遍行於肩胛骨，三焦經位於大小腸經之間的區域。大腸經筋涵蓋鎖骨上方，小腸經筋涵蓋整個肩膀，不愧為「肩脈」。

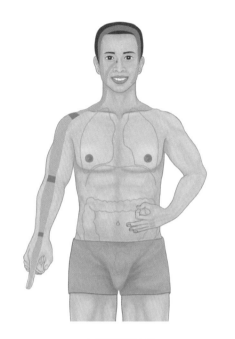

大腸經筋圖   小腸經筋圖

頭面部（路線 5-7）

頸部是小腸經筋進入頭面五官的重要通道，從此上行到耳後完骨，即現代解剖「乳突」部位（路線 5），再分出兩條路線：

支脈：直行的路線，從完骨向前上方進入耳中。（路線 6）

直脈：彎曲的路線，從完骨循耳後，走到耳朵上方，再向下沿著耳朵前方結於下頜，再轉彎向上，連屬於目外眥。（路線 7）

小腸經經筋主要包覆經脈「循頸，上頰，至目銳眥，卻入耳中」路線，以耳目部位為主。小腸經脈從前面的眼外角轉至耳前再進入耳中，經筋支脈則從後面的耳後完骨進入耳中，兩者都進入耳中，但方向相反。經筋直脈從耳上轉下行，通過本經最後一個穴位「聽宮穴」，再次證明小腸經系統對於耳朵的重視，本經筋繼續下行，結在下頷的天容穴，從此轉向上行，沿著小腸經脈路線到顴骨外側的顴髎穴，直行向上，最後抵達目外眥（眼外角）。

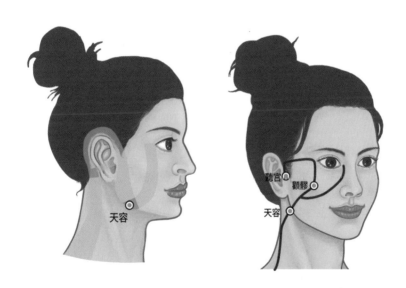

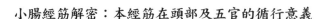

小腸經筋解密：本經筋在頭部及五官的循行意義

保護耳朵及協助拉提面肌

小腸經四大系統中，只有經脈和經筋抵達頭面部，經脈的重點在眼睛，經筋的重點在耳朵，所以本經筋包覆的部位偏於面部的外側及後側，主要在於維持耳朵的功能，同時也協助經脈拉提面部肌肉，讓人耳聰目明，常保青春。

耳後完骨會反應出頭面五官及肩頸的情況

從小腸經脈中可以看出，頭面五官和肩胛骨是最重要的兩個部位，而在經筋系統中，耳後完骨正好介於這兩個部位之間，因此耳後完骨會反應出頭面五官與肩頸部位的狀況。

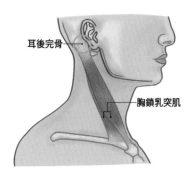

先跟大家簡單介紹耳後完骨的結構特色。「耳後完骨」即現代解剖學

的「乳突」，位於耳朵後下方的骨性圓錐形突起，在體表上可以觸摸得到。

乳突透過它在耳內的相關結構與中耳腔相通。一旦發生中耳炎，發炎物質進入乳突，就會造成耳後腫痛且有發燒的乳突炎。若當時並未全然痊癒，或遷延日久才痊癒，乳突就會變得腫緊且硬。

另方面，乳突也是頭部轉動重要肌群「胸鎖乳突肌」的連接止點。胸鎖乳突肌是連接乳突和胸骨、鎖骨的肌肉，它的功能是在頭部不動時幫助維持頭部穩定，而在頭部活動時，單側收縮將頭轉向對側，兩側同時收縮時就能仰頭。現代人因為長時間固定一個姿勢工作或生活，頸肩僵硬，胸鎖乳突肌長期緊繃難以放鬆，很容易出現頸肩痠痛或者反覆「落枕」，導致頭、頸、肩部活動不利，尤其向一側扭轉時明顯受限。出現這種情況的病人，他的乳突也會變得腫緊且硬。

綜合上述，中耳炎或是頭頸肩酸痛都會導致乳突變得緊腫硬，也就是說，乳突能反應頭面五官及頸肩的情況，就此論點來說，現代解剖的乳突概念與中醫的耳後完骨是不謀而合的。

小腸經筋──病候

小腸經筋病候 《內經》原文	說明
4. 頸筋急則為筋瘻，頸腫	如果頸筋拘急，還會出現頸部筋結腫塊、頸腫等症
3. 繞肩胛引頸而痛，應耳中鳴，痛引頷，目瞑良久乃得視	環繞肩胛牽引頸部作痛，感到耳中鳴響且痛，疼痛牽引頷部，眼前視力昏暗，眼睛須閉合一會兒才能看得清楚
2. 循臂陰，入腋下，腋下痛，腋後廉痛	沿手臂內側，進入腋下及腋下後側等處均痛
1. 手小指支，肘內銳骨後廉痛	手小指僵硬支撐不適，肘內銳骨後緣疼痛

小腸經筋循行與病候對照圖

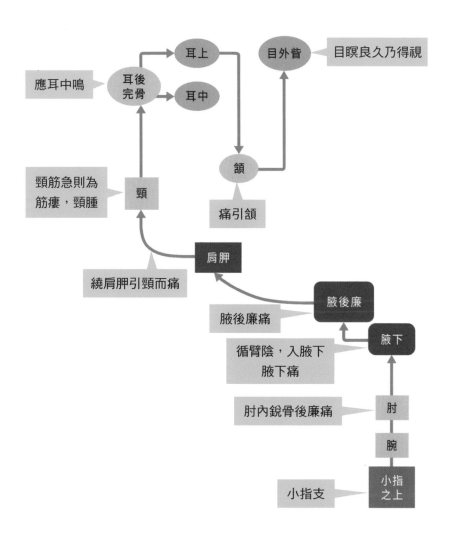

小腸經筋病候與經筋循行一致，與小腸經脈病候也有相似處，可以互相參酌。症狀比較如下表：

經脈病候	經筋病候
目黃	目瞑良久乃得視
頷腫不可以顧	痛引頷
耳聾	應耳中鳴
肩似拔	繞肩胛引頸而痛
臑似折	循臂陰，入腋下，腋下痛，腋後廉痛

另外，從上表還可看出本經筋病候有兩個特色：

較強的痛感：參酌經脈「肩似拔，臑似折」的激烈痠痛，本經筋在肩部與手臂的痛感也可能達到類似程度。

部位相牽連：本經筋病候用詞很特別。如「循臂陰，入腋下，腋下痛」的「循」字，指出痛感會循著上臂陰面進到腋下，另如「繞肩胛引頸而痛，應耳中鳴，痛引頷，目瞑良久乃得視」，這裡用了二個「引」字，表示疼痛部位之間互相牽拉，不是單點痛，而是大面積的疼痛，還會影響耳目的功能。

這項特質可能與心臟有關，因為小腸是心的護衛，也會反映心臟問題，心臟一旦有了病變，常出現從小指到肩背的片狀麻木或疼痛，久了之後阻滯氣血運行，心之華在面，頭面清竅失於濡養，就會出現耳鳴、目昏黃的現象。

臨床上許多心臟病的患者出現腋下、腋後及肩胛骨腫硬緊痛。這些部位的問題可配合局部取穴治療，如腋下腫可取心經極泉穴，腋後筋緊可取小腸經肩貞穴和臑俞穴，肩胛骨腫緊可取天宗穴。

門診時常跟有著緊繃肩胛骨的病人說：「翅膀硬囉，可惜不能飛，因為這麼僵硬的肩胛骨是心臟病的徵兆，可要注意喔。」

小腸經四大系統循行特色

保護心臟的禁衛軍

小腸經脈當然是主角，其餘三大系統都以經脈為藍本而各有所側重，例如小腸經別主要循行在經脈的胸腹部位，小腸絡脈主要循行在經脈的上肢部位，小腸經筋除了大面積包覆前面三大系統在上肢和肩背部位之外，還加強頭面部的照顧，讓小腸經系統無後顧之憂，能以最佳能力去保護重要的心臟。

小腸經四大系統循行圖

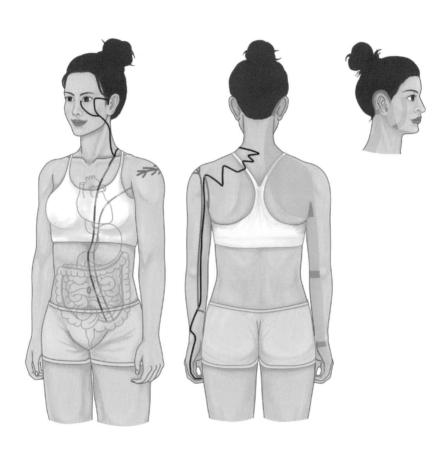

說明：請參考《卷二》p.46

剛柔並濟的花木蘭特質

孝順的花木蘭代父從軍，從戰場上活著回家，脫下軍服，馬上回復女兒身。可見花木蘭骨子裡就有男子的豪氣，而且性格也頗為堅毅。若非如此，可能早在軍營的操練中就被識破，後果不堪設想。我們可以推論，花木蘭是個外剛內柔的女性，不僅膽識過人，手腳俐落，還具有女性的溫柔細膩。

現在，試著把小腸及小腸經轉變為外剛內柔的花木蘭。

外剛：擔任心君的禁衛軍，尤其從心臟的後面守護，不禁令人想起一首流行歌曲《在你背影守候》，真是挺貼切的。

內柔：身為受盛之官，小腸不僅受盛食飲，兼有「包容」，承受心的壓力和代謝物，再加以轉化，從小便或皮膚而出。

除此之外，小腸經還有二個隱藏的特色：

● **與人體的旋轉結構有關**。這個概念可以延伸為「婉轉」的特質。

● **與人體結構的老化有關**。隨著年紀的增長，身體難免出現老化痕跡，對於女性來說，最討厭面對的就是鬆垮的肌膚，總是不經意地便洩露了年齡！小腸經其實是一條「回春」經絡，可以

維持面肌的彈性，常保容光煥發。

「婉轉」和「回春」這二項特質，完全符合花木蘭的女性特質。尤其本經的「養老穴」，單從穴名就能猜出它跟人體的老化有關（養老穴的治療運用，見篇後中醫師不傳之祕）。木蘭返家之後，恢復女裝，承擔起照顧年邁父母的責任，是為「養老」。

所以，小腸經能美容回春、護衛心臟與改善老化，是不是很「花木蘭」呢？

曾有年輕醫師聽聞故事後，好奇問道：「花木蘭……長得算漂亮嗎？」

我笑說：「不知道耶！但是我相信每一個人身體內都有一位文武兼備的花木蘭，她的美與醜決定在你如何照顧她！」

 中醫師不傳之祕：乳突外張的臨床意義

門診時常發現許多病人都有乳突腫緊硬的情況，這種情形普及到連醫師們也是其中一員喔！

乳突異常腫緊硬的情況我們稱為「乳突外張」，因它有明顯向外側突起的型態，肉眼不易察覺，透過觸摸才會發現。乳突嚴

重外突者，我們戲稱「傘蜥蜴」，以強調乳突外張的誇張程度。

前面説過，乳突外張的原因與中耳炎和頭頸肩肌肉長期僵硬有關。臨床也觀察到，只要出現乳突外張，同側的頭部也很緊硬，這就表示頭部的壓力很大。

導致頭部壓力大的原因，除了前述兩種外，有些症狀也會影響，如長期鼻塞、眼睛脹痛、慢性頭痛、睡眠障礙、耳鳴等。簡單説，上述這些症狀，一方面是五官氣機阻塞，如鼻塞、眼脹、耳鳴等，頭部壓力像壓力鍋一樣持續上升，另方面情緒壓力引起的睡眠障礙，或頭部局部氣血不通的慢性頭痛，都會造成頭部肌肉緊繃，成為頭部的壓力來源。若壓力持續增加，頭部也會持續腫脹，牽連乳突也跟著外張了。它們的關係如下圖所示。

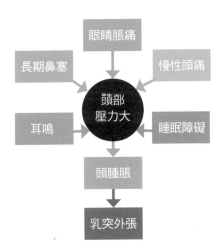

乳突外張除了會引起頸肩酸痛之外，我們也歸納出「乳突外張常見於頭面五官科病變」的經驗，這些症狀跟本經筋病候「腋後廉痛，繞肩胛引頸而痛，應耳中鳴，痛引頷，目瞑良久乃得視」相合，而且乳突外張與頭面五官科病變之間，時間久了也會互為因果，加重病情。例如，長期耳鳴的病人會出現乳突外張的現象，而乳突持續外張反過來也會加重耳鳴的情況。現代醫學研究也發現胸鎖乳突肌病變會造成嚴重的偏頭痛和耳鳴。急性耳中風患者幾乎同側的乳突也都是緊硬外張。門診時只要病人有頭面部五官科病變或睡眠障礙等，都會將乳突納入檢查，一旦發現異常，趕緊予以治療，會有意想不到的效果。

 ## 中醫師不傳之祕：「落枕」的中醫臨床概念

俗稱的「落枕」是指頸部肌群，包括斜方肌、胸鎖乳突肌與提肩胛肌等，由於急性拉傷，而出現急性痙攣與發炎的現象。會被稱為「落枕」，是因為通常都在早上醒來時，赫然發現一邊的頸肩部肌肉疼痛、僵硬，無法順利轉動頭部，早期人們以為是晚上睡覺時，頭部從枕頭滑落，因為姿勢不良導致頸部拉傷，普遍認為是「沒睡好」的後遺症。

中醫認為人體的筋膜都需要津液的滋潤，胸鎖乳突肌當然也

不例外。

依據觀察病人跟自己的落枕經驗（別忘了，醫師也是個凡人哪！），我們發現一些共同特性：

首先，都有頸肩部長期痠痛僵硬的病史，然後再加入以下的誘發因素：

1. 長期缺水：不喜歡喝水，或是喝水之後就去上廁所，這常見於中老年人。

2. 水分流失：如汗出過多，小便頻繁，或者腹瀉等。

3. 火氣偏大：如習慣熬夜，吃香喝辣，喝酒，抽菸等。

4. 姿勢不良：如低頭族群，枕頭過高或過低，睡覺時身體捲縮成一團等。

5. 筋膜緊縮：如長期喜歡裸睡，冷氣直吹，冬天頸肩部被風寒入侵等。

以上這些因素，宛如壓倒駱駝的最後一根稻草，讓原本已經僵硬的筋膜，在一夜之間拉傷而發炎。所以要降低落枕發生的機率，除了藉由中醫治療之外，改善前面五項因素也是必要的。

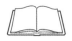 **中醫師不傳之祕：**
小腸經筋隱藏人體頭頸及手臂旋轉的關鍵

小腸經絡系統有三段循行的特殊結構與人體頭頸及手臂的旋轉活動有關：

1. 在肩胛骨通過旋轉肌群，與頸肩和肱骨活動有關。（前已討論）

2. 在耳後完骨，跟頭頸部旋轉有關。（前已討論）

3. 在手背橈骨與尺骨間的關節，尺骨小頭附近，與手臂旋前／旋後動作有關。

首先介紹手臂的旋轉功能，再說明這個動作跟小腸經的關係。

前臂是指肘關節到腕關節之間的手臂，由靠近拇指側的橈骨與靠近小指側的尺骨共同組成。由於前臂是生活功能需求很高的部位，如扭轉毛巾等這類旋轉動作必須用到的部位，因此橈骨與尺骨上下端之間都有關節，讓橈骨可以環繞尺骨做 140°～160° 的迴旋運動。

當橈骨下端旋轉到尺骨的前方時稱「旋前」，就是手掌朝下，這時橈骨與尺骨交叉；與此相反的運動稱「旋後」，就是手掌朝上，這時橈骨與尺骨並列。旋前與旋後的動作，合起來就是俗稱的「翻

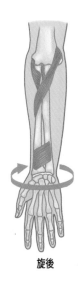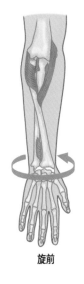

手臂的旋後
及旋前運動圖

旋後　　　　　旋前

「掌」動作。前臂的旋前和旋後運動，大大增加手部的活動範圍，提升了人類生活的技能。

　　小腸經筋起自小指外側緣，沿著手掌外側向上，經過手背腕關節外上方的突起，解剖學稱為「尺骨小頭」或「尺骨莖突」，位於前臂旋轉施力點附近，屬於前臂旋轉的結構之一。尺骨小頭靠近橈側有一凹陷處，中醫稱為「養老穴」。養老穴介於橈骨與尺骨之間，隱身在骨縫之中，取穴時須旋轉手臂才能找到，我們藉此推論，養老穴具有調節旋轉的能力，用於臨床治療果然有效。

　　以上就是小腸經筋循行路線上，隱藏著與頭頸部旋轉（耳後完骨）和手臂旋轉（養老穴）有關的特殊結構。

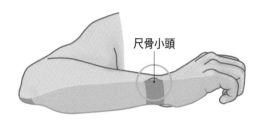

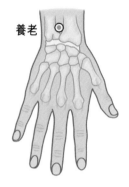

小腸經筋在前臂的循行路線圖

 中醫師不傳之祕：
養老穴善於處理身體旋轉與老化問題

養老穴改善身體旋轉與暈眩問題

　　小腸經循行路線上有三個與旋轉有關的結構，如果這些旋轉功能出現問題時，中醫有沒有改善的方法呢？當然有啊！

　　由於養老穴所在位置的特殊性，我們常應用養老穴來治療身體的旋轉問題，包括：

　　1. 旋轉不利：指本來該能轉動的部位，出現轉動不順暢的現象，像落枕時頸部卡住而無法轉頭、頸肩僵硬難以轉動、腰部扭傷而無法轉身等等。除了小腸經系統經過這些部位之外，耳後完骨（乳突）位在耳後能讓頭部旋轉的位置，與手部養老穴位在手

臂旋轉的位置類似，所以養老穴就成為治療急性腰扭傷和落枕的有效穴。周左宇老師傳有「養老透間使」治療急性腰扭傷的寶貴經驗。還有如經脈病候「肩似拔，臑似折」這類嚴重的肩頸及上臂疼痛，難以活動者，也可選用本穴治療。

2. 旋轉過利：指旋轉的頻率過快，例如令人困擾的眩暈。病人通常不會發現自己身體有問題，反而覺得是外面的世界在快速轉動，這就是不該旋轉的地方，卻出現天旋地轉的現象。跟大家分享我個人的親身經歷。幾年前因為趕時間去演講，來不及用餐，演講中多喝了主辦單位提供的茶水，結束後突然眼前天旋地轉，無法行走。此時腦中一直在想有什麼穴位可以馬上止暈呢？靈光一閃，想到位於橈尺骨之間的養老穴，馬上以拇指用力掐穴，眩暈竟然在 1 ～ 2 分鐘左右停止了。此後，依此概念廣泛用在眩暈的病人身上，也建議病人平日自行按壓便能改善。

既然談到眩暈，也可以從耳部的結構與特質來討論。

人體的平衡系統最主要是內耳的前庭系統，還有視覺、關節肌肉內的接受器等等，接受外界刺激，通過前庭神經，傳到腦部來調節管理。眩暈許多時候是由於內耳疾病所引發，例如常見的梅尼爾氏病，就是與內耳的淋巴液代謝失常有關。

小腸經系統在面部包覆耳朵，加上經脈主液之所生病，無論從病位上或病性上，都與梅尼爾氏病有關，因此小腸經也就具有改善眩暈的能力。

旋轉過利除了眩暈之外，臨床上還見過病人在行走時，兩側肩膀不自主的晃動，很像廟會的七爺八爺，走起路來雙肩誇張的前後搖晃。有趣的是，病人通常不會感覺有異常，甚至還說自己從小就是這樣走路的。檢查病人的肩膀肌群常常偏於無力，治療時除了增強肩膀肌力之外，還可加上養老穴來控制肩膀旋轉過利的情況。

養老穴也能改善老化

養老穴顧名思義就是與「老化」有關，但不侷限於年齡上的老邁，加上小腸經與心經與婦科疾病有關，現代人因為不恰當的飲食和生活方式，身體都提早老化，所以只要出現下列現象都能用養老穴來治療：

- 腸胃道的吸收代謝能力下降。
- 體內水分不足，皮膚乾燥，容易長瘡，大小便不順暢。
- 心臟機能變弱，容易胸背悶痛；頸肩僵硬，深層痠痛。
- 身體旋轉靈活度變差，變成老骨頭，容易落枕、閃到腰。
- 聽覺與視覺功能退化，耳不聰，甚至耳鳴。

- 目不明，怕風怕光，常流眼油，甚至眩暈。
- 面部肌肉失去彈性，乾癟，下墜等等。

一般而言，原穴善於治療五臟六腑疾病，通常都是該條經絡的代表穴。本經原穴為腕骨穴，治療本經疾病效果極佳，當然是代表穴。而養老穴不僅善於治療老化疾病和旋轉問題，加上身為本經郤穴，善於治療本經的急性病症，例如經脈病候中的「肩似拔，臑似折」等，所以養老穴也可視為小腸經的代表穴之一。

養老穴針刺效果很好，但痛感也強，如果醫師施術不當，會造成病人深刻的痛感和恐懼，這個經驗源於自己早期試針養老透間使時的慘劇。

由於本穴埋在關節之中，縫隙狹小，不容易找到，傳統取穴法建議採用屈肘前臂旋後，掌心轉向胸口的立掌姿勢，尺骨小頭橈側縫隙會增大，養老穴就在其中。重點在於整個針刺過程，手掌必須維持固定姿勢，不能翻轉。

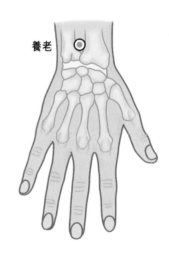

養老

養老穴

我當初就是輕輕轉動手掌，導致橈尺骨交叉，正好將針夾住，那時真是進退維谷，稍微轉動手掌都痛徹心扉，更別想要將針取出。無計可施之下，只好咬著牙慢慢轉動手腕，趁著針下稍微鬆動時趕緊將針拔出來。此後為了避免悲劇重演，都會讓病人將掌心朝下，安穩放在身上或床上，然後在尺骨小頭橈側，稍微向上朝肘關節方向約一寸左右，找到那個凹陷處下針，療效也不錯。

小腸經的保健

一、平日的照護

小腸經的功能極多，照護方式當然也非常多元，以下列出四個方向提供給大家參考。

營養吸收：吃對時間，吃對食物

小腸負責食物營養的吸收及代謝，加上身為「聚餐團隊」一員，持續為心、腎這兩個重要器官提供養分，責任相當重大。

從十二經絡的時辰來看，每條經絡在關鍵時刻都有他們特別重要的任務：胃經旺於辰時（上午 7～9 點）胃一邊消化吸收早餐的營養，同時也將食糜下傳給小腸做更細緻的消化吸收。小腸經旺於未時（下午 1～3 點)，此時已經用完午餐，小腸除了接收胃傳來的早餐外，還要承接即將到來的午餐。許多人可能不知道，水果蔬菜在胃裡的消化時間大約 20～40 分鐘，堅果穀類則需至少 90 分鐘，動物性蛋白質最難消化，牛、羊、豬肉通常要花上三小時的消化時間。

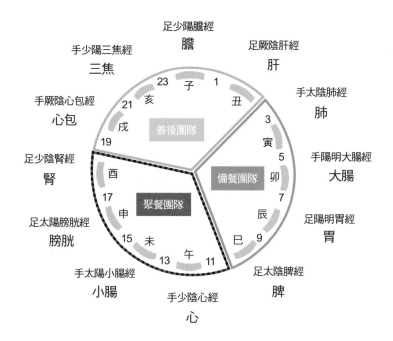

足少陽膽經
膽

手少陽三焦經
三焦

足厥陰肝經
肝

手厥陰心包經
心包

手太陰肺經
肺

足少陰腎經
腎

手陽明大腸經
大腸

足太陽膀胱經
膀胱

足陽明胃經
胃

手太陽小腸經
小腸

手少陰心經
心

足太陰脾經
脾

善後團隊

備餐團隊

聚餐團隊

23 子 1
亥 丑
21 3
戌 寅
19 5
酉 卯
17 7
申 辰
15 未 午 巳 9
13 11

因此從早餐開始到午餐，胃腸都很忙碌，尤其小腸功能在下午1～3點這個時段最為活躍，是它大展身手的時刻，發揮「受盛化物，泌別清濁」的良能。

所以千萬不要忽略要「吃對時間」，**午餐盡量在午時完成**，還有在餐與餐之間，**少吃零食點心**，讓小腸能夠全心工作。

顧好婦科：飲食均衡，下腹避風寒

胞脈入於胞宮，提供胞宮充足的養分以轉化成乳汁和月經。

許多女性為了愛美，拚命減肥而過度節食，導致營養失調，甚至經血不足而閉經。這對後續的人生影響很大，月經失調之後，除了不容易受孕之外，還會出現面容枯槁、嚴重掉髮、乳房及臀部縮小且下墜等提早老化的現象，若不加緊改善，隨著年紀增長，記憶力、視力、聽力都會快速退化，產生骨質疏鬆，心臟衰弱等現象，不僅不美，還老化得更快！最好的身體狀態應是「健美」，健康＋美麗＝健美，才是真正有魅力！「健美」來自均衡飲食和持續運動，千萬不要用了錯誤方法減肥，以免得不償失。

中醫認為許多婦科問題來自於子宮受寒，讓風冷長期客於胞中，輕者月經失調，重者癥瘕積聚（婦科腫瘤），所以一定要保護下腹免於風寒入侵。可參閱《卷三》脾經保健篇。

靈活肩脈：敲打按揉，拉筋伸展

肩頸痠痛是現代人常見的文明病，也是許多電視健康節目與專欄中常見的保健主題，常有中醫師、復健師等提供許多按摩、拉筋以及運動方法，都是一般民眾可以多多接觸學習的。

然而大家一定要注意這些常見的痠痛部位，大多為小腸經的包覆區域，包括腋區、肩關節、肩胛骨和肩膀部位等，這些部位一旦有筋骨緊繃，氣血循環不佳的情況時，不僅會在局部出現嚴重痛感，更重要的警訊還可能是心臟機能、視力和聽力的問題，絕對不能輕忽。

因此在平日可以沿著小腸經循行的部位，例如手臂、肩腋等路線，多多敲打按揉、拉筋伸展，鬆開緊繃的肩膀，維持肩腋區的靈活，同時也能照護心臟，讓人耳聰目明。

潤滑旋轉：持續運轉，保持靈活

小腸經另一特色就是與身體幾個旋轉結構有關，包括腕關節、胸鎖乳突肌和肩部旋轉肌群等，這些結構就像齒輪須要常常運轉，才不會生鏽而轉不動，如同「滾石不生苔」的概念。

所以可以加強小腸經的這三個旋轉結構，透過適當的轉動運動，保持靈活度。例如左右旋轉腕關節、轉動肩關節、以及將頭部緩慢轉到一側，停留一下，再慢慢轉向另一側。這些動作看似三個獨立的運動，但其實卻是強化了小腸經系統，所以只要持續做，不僅能改善局部靈活度，也能循著小腸經系統同時改善其他旋轉結構，提高相關內臟及五官的功能。

二、小腸經常用保健穴位

小腸經共有 19 個穴位，分布在上肢、肩背及頭面部。

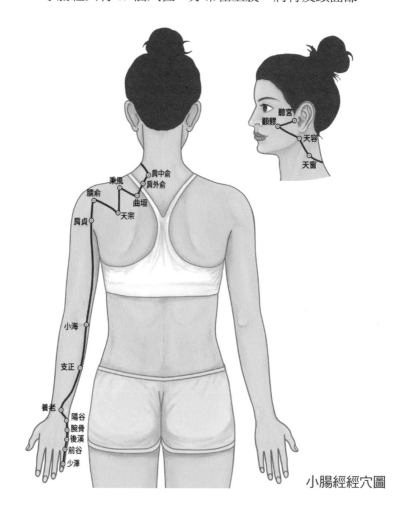

小腸經經穴圖

本經穴位分布極有特色，包括：

1. 從手指到腕關節附近有六個穴位（少澤穴到養老穴），幾乎每個關節上下部位都有，密集度為手經之冠。可見手掌外側這個手刀的「力道」之大，也難怪第五掌骨會成為全息反應區。

2. 其中有四個穴位的穴名：少澤、前谷、後溪和陽谷都跟「水濕」以及「水的流動」有關。譬如從少澤增大為前谷，水流有了大小之別；通過關節處，變為後溪，水流有前後層次；到腕關節水聚而成為陽谷，呈現出小腸屬於太陽經的陽性特質，這些都與小腸主液特質相符，也表示此區穴位善於治療水液疾病。

3. 肩背部有七個穴位（肩貞穴到肩中俞穴），佔了本經穴位將近一半，其中肩貞、肩外俞和肩中俞，都有「肩」字，體現出小腸經身為肩脈的特質，當然就善於治療肩部的疾病。

重要穴位及主治功能

1. 疏通龍骨和肩背的後溪穴（SI3）

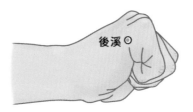

位於手掌尺側，取穴時微握拳，在第5掌指關節之後，遠側掌橫紋的盡頭，

赤白肉際處。簡單說，順著掌心的感情線向外延伸到第5掌指關節的下方處。

後溪穴是輸穴，五行屬木，輸穴主治體重節痛，所以**本穴善於治療小腸經所經部位疼痛之證**。

前文介紹過，在奇經八脈的八脈八法中，**後溪穴通督脈**。督脈主要循行在人體背面，尤其穿過俗稱「龍骨」的脊椎，還通於腦部。當督脈發生病變，出現脊椎僵硬時，可取用後溪穴治療。一般的肩頸僵硬也可按摩此穴，可以視為**肩脈在手部的代表穴**。

督脈調節所有陽經的氣血，能總督一身之陽經，因此稱為「陽脈之海」。這麼厲害的經絡，竟然會被區區小腸經的後溪穴以四兩撥千斤之力來撥動，由此可見小腸經所蘊含的潛力。這份潛力除了來自小腸本身具有吸收營養的超能力，提供人體製作重要氣血的原料之外，還可能來自與其相表裡的君主之官心臟、手足同名經的足太陽膀胱經，以及存有隱性關係的腎經。

奇經八脈是督脈、任脈、衝脈、帶脈、陰維脈、陽維脈、陰蹻脈、陽蹻脈的總稱。它們與十二正經不同，既不直屬臟腑，又無表裡配合關係，「別道奇行」，故稱「奇經」。奇經八脈中的督脈、任脈和衝脈皆起於胞中，同出會陰，然後分道揚鑣，走出

各自的循行路線，古人稱為「一源三岐」，意思是胞中與會陰是三條分行經脈共同源頭。此處的胞主要指生殖系統，女性為胞宮，男性為精室，其實就是男性生殖器官。衝任二脈主管生殖系統，督脈因為「一源三岐」，也與生殖系統有關。前面提到小腸經與婦科關係密切，後溪穴又通督脈，因此本穴也可作為調節婦科的要穴。

2. 喚醒小腸經主液的腕骨穴（SI4）

位於手掌尺側，第 5 掌骨基底部的赤白肉際。腕骨穴為原穴，可以全面性調節手太陽小腸經機能，包括疏散外在的太陽經邪氣，清瀉內在的小腸濕熱，更能治療小腸經循行所過部位的病候，因此個人認為它具有喚醒小腸經的特殊能力。

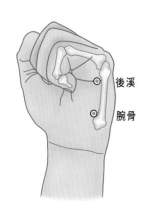

後溪

腕骨

古人說「腕骨治黃」，歷代都是治療黃疸的要穴。中醫認為「無濕不成疸」，加上小腸經屬火，可見本穴善於清利濕熱，治療黃色鮮明的陽黃。本穴治黃的機轉與中藥的茵陳蒿類似，如：《神農本草經》記載本藥主治風寒濕熱邪氣，熱結黃疸；更詳細的記載如《名醫別錄》，本藥主治「通身發黃，小便不利，除頭熱，

去伏瘕。久服面白悅。」完全符合小腸主泌別清濁,小腸經上行頭面,以及治療婦科帶下和癥瘕積聚的特質。本穴可以視為**小腸主液的代表穴**。

有關本穴的取法,多數書籍註明在第5掌骨基底與鉤骨之間,但若參考其他位於掌骨及蹠骨穴位的分布規律,如脾經的太白穴(原穴)與公孫穴位於第一跖骨的前方與後方,膀胱經的京骨穴(原穴)與束骨穴位於第五跖骨的後方與前方等,加上個人臨床的針感與療效,通常會選擇第5掌骨基底部下針。

3. 防老回春和控制旋轉的<u>養老穴</u>(SI6)

養老穴為卻穴,善於治療急性病症,加上穴名和所在部位,還善於治療老化相關疾病以及身體旋轉障礙。本穴可視為本經**回春和旋轉的代表穴**。(參閱經筋篇)

後溪穴和養老穴都善於治療肢體疾病,差別在於:
後溪穴通督脈,督脈是縱行的經脈,多數屬於縱向疾病;
養老穴位於旋轉處,善於治療旋轉問題,多數屬於橫向疾病。
兩穴功效一縱一橫,臨床配搭使用,轉動肢體的效果更好。

4. 善於提拉和鬆頸肩的顴髎穴（SI18）

經脈篇介紹顴髎穴善於提拉面部肌肉，讓面部回春，配合養老穴，效果加倍；顴髎穴也善於改善頑固的頸肩僵硬、視力和聽力，還可配合後溪穴，加強縱向肌群的放鬆，也可以配合養老穴，加強提高視力聽力，改善左右轉動功能。本穴可視為本經**五官和肩脈在面部的代表穴**。

多穴合作療效更佳

1. 改善胸背痛和胸痺的支正穴＋肩臑天

支正穴（SI7）是本經絡穴，位於前臂尺側，腕背橫紋上 5 寸處，介於尺側腕屈肌與尺骨之間，在尺骨下緣。

「肩臑天」則是肩貞穴、臑俞穴及天宗穴合用的簡稱。

肩貞穴（SI9）位於肩關節後下方，腋後紋頭上 1 寸。

臑俞穴（SI10）位於肩部腋後紋頭直上，肩胛岡下緣凹陷處。肩貞與臑俞兩穴中間隔著三角肌，當頸肩異常僵硬時，兩穴之間的肌肉也會變得腫硬。

天宗穴（SI11）位於肩胛骨棘下窩中央的凹陷處，在棘下緣與肩胛骨下角的等分線上，當上中1/3交點處，約與第4胸椎相平。

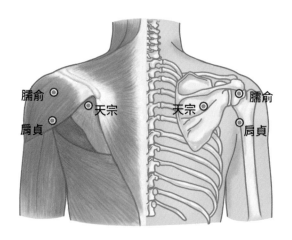

　　前文介紹「胸痹」有心痛徹背，背痛徹心症狀，支正穴為本經絡穴，通於心經，可以配合心經原穴神門穴，成為心神正組合，予以按揉可以強心活血，從心胸論治；肩臑天三穴位於肩背，予以按揉或敲打可以協助心臟行氣活血，並直接改善肩背緊硬，通行氣血，從後背論治。兩組穴位合用，可視為小腸經**治療胸痹的代表穴**。

　　【注意】：為了安全，醫者行針時務必小心，以避免發生氣胸。

　　1. 針刺肩貞穴、臑俞穴：針尖不要朝向肩胛骨，也不要過度深刺，稍微朝向手臂較為安全。

2. 針刺天宗穴：要注意體位，身體趴下時，肩胛骨會向外延展，下針處須要左手揣切，確認正確穴位位置再下針，以免不慎刺到胸腔導致氣胸。

2. 乳腺一條通的少澤穴和前谷穴＋肩臑天

小腸經與心經都與女性的乳汁分泌有關，本經經別也行經乳房。小腸經系統通過前胸及後背，中間所挾者除了心臟之外，當然也包括乳房，所以本經就有二個手掌穴位和三個肩背穴位，可以治療乳房及乳汁分泌疾病。

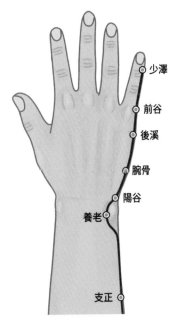

手掌穴位：距離乳房較遠，屬於遠端穴位。

少澤穴（SI1）位於小指末端尺側，距指甲角 1 分處。為井穴，五行屬金。

前谷穴（SI2）位於小指本節前凹陷處。為滎穴，五行屬水。

兩穴透過小腸經從前方疏通乳房氣血。少澤穴適合放血，以行氣破血，疏通經絡，尤其針對

乳房炎症以及局部明顯腫脹疼痛者，特別有效。

　　肩背穴位：距離乳房較近，屬於近端穴位。肩臑天三穴鄰近腋部和胸部，乳房的氣機可經由小腸經轉輸於此區域，臨床也觀察到乳房有疾病者在肩背部、尤其肩胛骨出現腫硬現象。肩臑天三穴透過小腸經從後方疏通乳房氣血，既能從病位角度來鬆開肩背，又可從病性角度來疏通小腸經氣血，三穴協力效果益彰。

小腸經的
人生哲學

一、小腸腑功能教導我們的人生哲學

　　小腸身為「受盛之官」，採用「泌別清濁」方式，轉變來自胃的飲食水穀食糜而「化物出焉」。

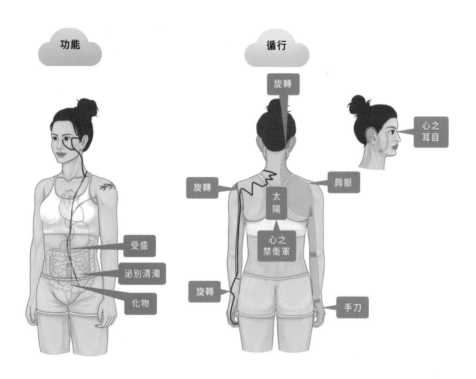

受盛之官：受納包容，豐盈飽滿

　　小腸接受來自胃的食糜，就像我們都須接受來自四面八方的挑戰。如何面對無法推卸的責任，還能有所學習與成長，最重要的在於保有如陽光般的明朗心態（小腸屬太陽）。受盛既有容納又有興旺之意，如果能轉動心念，以歡喜心（心主喜）來受納包容，無論多麼艱難幽暗的境遇都能照見生命的溫暖（小腸五行屬火），而擁有豐盈飽滿的人生。

泌別清濁：理性分析，悲智雙運

　　小腸的「泌別」能力來自其所獨有、客觀理性的思辨分析天賦，讓我們能分辨是非(清濁)，採取得宜的行動，不會同流合污。換個角度來說，若小腸過度「泌別」就容易產生強烈的分別心，面對事物只有清與濁、白與黑，沒有灰色的中間地帶。

　　門診時曾經遇到一位中年女性患者，其手臂的小腸經比較緊硬，也出現一系列小腸經症狀，診察時忍不住問她在面對事情時，是否是非分明，不喜歡有灰色地帶？病人很驚訝的回答「是！」這種黑白分明的個性常會出現偏執現象，成為人際關係的殺手。

　　依據小腸接受來自胃初步消化的各類食糜的精神，小腸是先

包容萬物之後再展開泌別清濁的分辨工作，因此生命態度也能如小腸般具有「悲智雙運」，一方面以思辨智慧來協助慈悲柔軟的心臟（心臟與小腸為相表裡臟腑），讓愛心不會輕易陷入濫情或爛好人的窘境，另一方面也能包容不同的見解，不會過度黑白分明而損及人際關係。

化物出焉：忍耐待時，溫婉含蓄

　　小腸受盛萬物，其彎曲綿長的腸道忍受各種食物的味道與型態，透過泌別清濁「提煉變化」出營養物質供人體使用，開展美麗人生。生命也是如此。記得自己年輕時在職場上不如意，數度想離職。某日跟一位大姐聊起心聲，感謝大姐以一句俗語「戲棚下站久就是你的！」提點我將眼光和胸襟放遠，面對一時的磨難要沉得住氣，等候時機，蓄勢而發，就能架構出屬於自己的舞台。多年後回首過去，深深體會曲折或磨難不是壞事，就像人見人愛的珍珠，源自於蚌受到刺激或異物入侵後，自身細胞快速地分裂增殖，包圍異物，分泌珍珠質，最後形成珍珠。面對充滿喜怒哀樂、曲折迂迴的人生，歷經時間的考驗才能走出屬於自己的道路。

　　另外，小腸受盛蜿蜒的特質讓我們有更多時間去思考與沉澱，加上心主神志，開竅於舌，面對世事萬物更需要溫婉含蓄，深思

熟慮，以免出口傷人。相對來說，大腸直來直往的直腸子特質，加上與其相表裡的肺主氣、藏魄，自有一種快人快語的爽快感，兩者截然不同。

二、小腸經循行教導我們的人生哲學

太陽特質：溫暖熱情，無私給予

心屬火，為人體的太陽，提供人體珍貴的陽氣。小腸經屬於太陽經，循行在人體背部，提供心臟最忠貞厚實的保護，成為心之禁衛軍，也像俗語說：「成功的男人背後都有一位偉大的女人」，成功男人就如心臟，偉大的女人當然就是小腸經囉！小腸經是心臟的幕後英雄，同時具有太陽般溫暖熱情、無私給予的特質，例如小腸經影響的經血，向上變化為乳汁，用來哺育另一個生命體。

手刀、肩脈、心之耳目及旋轉結構：
文武兼備，外剛內柔

小腸經循行經過的部位有著「剛柔並濟」的特質。例如：手刀可以用來對外的格鬥或防衛，肩膀用來對內在事務的承擔，而小

腸也是心的耳目，溫婉且有智慧的小腸能為心臟過濾及分析資訊。旋轉結構則提示我們，身段柔軟可以扭轉乾坤，事事都能有所變化與轉圜等。

小腸經古稱肩脈，肩膀宛如人的翅膀，只要我們願意敞開心胸，也可以乘著小腸的翅膀，翱向自由的天際。這些都是文武兼備、外剛內柔的小腸經給予我們思考的人生哲學。

最後，以美國女歌手 Bette Midler 所唱的「Wind beneath my wings 我翼下的風」作為小腸經的代表歌，除了呈現小腸經身為心臟的幕後英雄特質外，也提醒我們，對於在生命中照顧過我們的貴人們要記得感恩。

It must have been cold there in my shadow

生活在我的陰影之下一定很冷吧

To never have sunlight on your face

你的臉龐很久沒有出現陽光般的光彩

You were content to let me shine , that's your way

你總是甘願讓我表現，你一直如此

You always walk a step behind

你總是在我身後緊緊跟隨

So I was the one with all the glory

讓我一人獨享所有的榮耀

While you were the one with all the strength

其實你才是具有所有力量的人

A beautiful face without a name for so long

擁有美麗的臉龐卻一直默默無名

A beautiful smile to hide the pain

用甜美的笑容掩飾了痛苦

Did you ever know that you're my hero?

你可知道你是我心中的英雄？

And everything I would like to be?

是我想要學習的一切？

I can fly higher than an eagle

如今，我可以展翅飛得比蒼鷹更高

'Cause you are the wind beneath my wings

都因為你是我翼下的風

It might have appeared to go unnoticed

從外在也許看不出這一切的關聯

But I've got it all here in my heart

但我早已了然於心

I want you to know I know the truth

我要你知道我明白真相

(of course I know it)

（我當然明白）

I would be nothing without you

沒有了你，我什麼都不是

Did you ever know that you're my hero?

你可知道你是我心中的英雄？

You're everything I wish I could be

是我希望學習的一切？

I could fly higher than an eagle

如今，我可以展翅飛得比蒼鷹更高

'Cause you are the wind beneath my wings

都因為你是我翼下的風

Did I ever tell you you're my hero?

我可曾告訴過你，你是我心中的英雄？

You're everything, everything I wish I could be

你是我所想成為的一切？

Oh, and I, I can fly higher than an eagle

如今，我可以展翅飛得比蒼鷹更高

'Cause you are the wind beneath my wings

都因為你是我翼下的風

Oh, the wind beneath my wings

我翼下的風啊！

You, you, you, you are the wind beneath my wings

你是我翼下的風

Fly, fly, fly away. You let me fly so high

飛起來，你讓我能展翅高飛

Oh, you, you, you, the wind beneath my wings

你是我翼下的風

Oh, you, you, you, the wind beneath my wings

你是我翼下的風

Fly, fly, fly high against the sky

飛啊！高高衝向天際

So high I almost touch the sky

高得讓我幾乎可以手撫藍天

Thank you, thank you

謝謝你，謝謝你……

Thank God for you, the wind beneath my wings

感謝上蒼讓你成為翼下的風

膀胱經總論

假如我們還是一隻鱷魚……

記得開始學經絡時,最怕念到膀胱經和膽經,因為這兩條經絡的路線既長且又複雜。這次為了寫書,跟膀胱經再度見面。面對這條經絡在頭面部的盤繞,左思右想,查了一些資料,突然發現:如果將人類進化歷程倒轉,當我們還是一隻鱷魚的話,那就能發現膀胱經的循行路線有其必然性了。

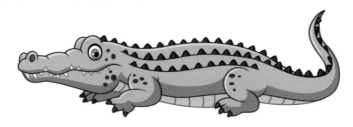

《卷一》肺經中,我們曾從演化角度探討,膀胱經與肺經在生理功能上有密切的合作關係,剛好也能以演化的角度來說明。

門診時,有時檢查病人後跟他說:「膀胱經很緊喔!」病人常會很疑惑地說:「可是我的膀胱很好耶!」此時,我們就會來一節「膀胱經經絡課」。

承接前面介紹過的經絡,大家應該會發現,中醫所說的五臟六腑觀念都超過現代醫學解剖的範圍,膀胱經也不例外,甚至超出更多!

一、膀胱腑的特色：州都之官

泌尿系統是人體重要的代謝系統，包括左右兩側的腎臟和輸尿管，膀胱、括約肌及尿道等。泌尿系統主要負責尿液的產生、運送、儲存與排泄。

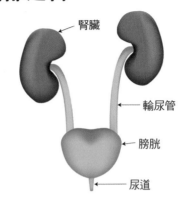

泌尿系統圖

中西醫對膀胱具體結構的認知大致相同

中醫所認知的膀胱結構及功能，與現代醫學的認知大致相同，但涵蓋更廣。

膀胱是儲存和排泄小便的囊狀器官，接受腎臟過濾體液之後所形成的尿液，暫時貯存在膀胱內；當尿液充足欲排尿時，膀胱壁括約肌會收縮，出口處括約肌會放鬆，讓小便經輸尿管由尿道排出體外。

膀胱的前面為恥骨聯合，男性的膀胱位於攝護腺上方，後面是直腸。女性的膀胱後面為陰道及子宮，最後是直腸。

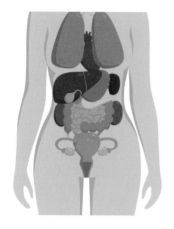

女性的泌尿系統

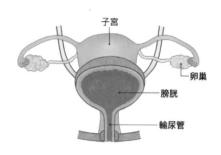

女性的膀胱
後面為陰道及子宮

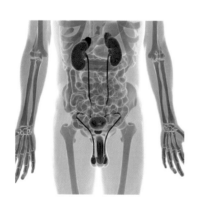

男性的泌尿系統

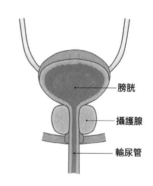

男性的膀胱位於攝護腺上方

1. 中醫稱膀胱為「水腑」

膀胱古稱為「脬」，屬於六腑之一，與腎臟相表裡。五行屬水，五色屬黑。《內經》論及功能特色：「膀胱者，州都之官，津液藏焉，氣化則能出。」

臟	官位	職能	腑	官位	職能
心	君主之官	神明出焉	小腸	受盛之官	化物出焉
膻中	臣使之官	喜樂出焉	三焦	決瀆之官	水道出焉
肺	相傅之官	治節出焉	大腸	傳導之官	變化出焉
肝	將軍之官	謀慮出焉	膽	中正之官	決斷出焉
脾胃	倉廩之官	五味出焉	脾胃	倉廩之官	五味出焉
腎	作強之官	伎巧出焉	膀胱	州都之官	津液藏焉，氣化則能出矣

州都之官，津液藏焉，氣化則能出

《內經》對於膀胱功能最動態的敘述為「飲入於胃，游溢精氣，上輸於脾，脾氣散精，上歸於肺，通調水道，下輸膀胱，水精四布，五經並行。」水飲進入胃，經過脾與肺的作用，通調水道下輸到膀胱，讓水精可以敷布至全身。可見中醫對於膀胱的見解，不僅是排尿器官，還有更重要的功能與意義。

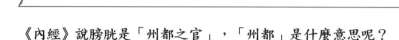

《內經》說膀胱是「州都之官」，「州都」是什麼意思呢？

「州」是指建築在河邊，且有城牆可以防禦洪水的城市；「都」為建造君主宗廟的重要城市，有比較多的居民聚集在一起生活。

「州都」合起來是指建築在河邊且有城牆防洪的重要城市，而且人口眾多。據此，古醫家就說「膀胱為下焦之下澤，津液所聚，故曰州都。」膀胱為水腑，五行屬水，成為津液的聚集處。水液在膀胱有所停留，等待進一步處理，即是「津液藏焉」之意。因此膀胱具有類似小腸泌別清濁之功能，對於水液既能「貯存」又能「排出」。這與現代醫學認知的膀胱是貯尿器官，功能為暫存和排泄小便的概念一致。

津液是來自飲食水穀的珍貴物質，人類憑此維生，當然要將津液運用到極致，膀胱這個州都之官負有管理津液之重責，讓津液有所貯藏，不可輕易消耗。貯存在膀胱內的水液，都在等待膀胱與腎等臟腑的蒸騰氣化功能，若為可再利用之水則回收到體內成為津液，無用之水則轉化為尿液暫存，等待有足夠的尿量時再一起排出體外，這即是「氣化則能出焉」之意。

膀胱身為六腑成員，腑以通為順，瀉而不藏，膀胱的「藏津液」是為了「氣化而出」，所以仍符合六腑瀉而不藏的特質。

現代醫學對於尿液的生成與轉化有其理論，傳統中醫則有「氣化」理論。氣化功能很像爐火，它將水液煮開，比較輕揚的水蒸氣回收體內再利用，剩下比較沉濁的水液則轉化成尿液。

如前所述，日常飲食之中，水飲進入到胃，通過脾與肺的作用，下輸到膀胱，膀胱透過體內的氣化功能將水液轉化成津液「輸出」至全身，讓「水精四布，五經並行」，成為身體極為重要的營養資源，膀胱之功實不可沒。

2. 膀胱藏津液與氣化，功能失常易有頻尿、尿失禁問題

膀胱主藏津液與氣化功能，若功能失常，將會嚴重影響生活品質，危害健康。

膀胱的氣化功能失常，在周遭一些年長者身上常會看見，尤其冬天氣候嚴寒時節，體溫相對偏低，膀胱與腎沒有充足的熱能來氣化蒸騰水液，因此會出現頻尿，小便透明且量多的情況，長輩們說這是因為「膀胱冷」的關係，其實是中醫常說的「腎陽虛」，氣化功能不足所致。

若是藏津液功能失常又會如何？當膀胱不再暫存水液，水液

一旦輸送到膀胱，既不分辨能否再利用，也不等候完整的氣化功能，馬上轉化成尿液直接排出體外，就會出現嚴重頻尿，甚至尿失禁或尿崩的狀況，整個人都會虛脫，因此《內經》說「水泉不止者，是膀胱不藏也。得守者生，失守者死。」也可以再想像一下，如果人們時時刻刻都要去小解，怎麼會有時間和體力去創造與發展文明呢？

再如《卷二》大腸經總論 (p.19) 介紹過，自古以來中醫就認為二便嚴重失常是危急症。《內經》中，黃帝詢問老師岐伯如何以疾病的虛實來決定死生，岐伯回說：「五實死，五虛死。」

五實為脈盛，皮熱，腹脹，**前後不通**，悶瞀，都屬於死證。

五虛為脈細，皮寒，氣少，**泄利前後**，飲食不入，也都屬於死證。

「前後不通」及「泄利前後」都是大小便嚴重失調的狀況，「前後不通」是大小便都難出，使得體內無法排除邪氣，氣機阻滯，所以稱為實證；「泄利前後」是小便失禁，大便泄瀉，當然無法留住營養物質，正氣流失，所以稱為虛證。無論是邪氣不出或營養難留，顯示人體氣機嚴重異常，都是病情危急的現象。其中小便異常都與膀胱功能失調有關，《內經》說「膀胱不利為癃，不約為遺溺」，指出膀胱失去通利功能就會出現小便不順暢，甚則

閉阻難出;膀胱失去約束功能就會出現小便失禁。

所以不要小看膀胱肩負的尿液貯藏和排泄功能,這可是人體極為重要的生命代謝系統。

3. 膀胱氣化所司,還包括汗液

由膀胱氣化所出者,除了津液、尿液之外,還有汗液。尿液與汗液有密切關係,日常生活中常有這樣的經驗:夏天汗出量多,小便量就會減少;冬天汗出量少,小便量就會增多。汗液與尿液都是人體排出體外的津液,差別只在排出的管道不同而已。《內經》也有類似的說法:「腎合三焦膀胱,三焦膀胱者,腠理毫毛其應。」「天暑衣厚則腠理開,故汗出……天寒則腠理閉,氣濕不行,水下留於膀胱,則為溺與氣。」腎與膀胱專責管理尿道與排出尿液,還同時管理皮膚表面的紋理和毛孔,所以也能影響汗液的排泄,可見汗液與尿液同源。《卷四》心經篇章提到「汗為心之液」,汗液的排出由心臟這位君主之官管理,膀胱則具有將水液轉化成汗液這項專業技術,因此得到心君的特許授權,執行從腠理毫毛排出汗液這項任務。

我們將在後面篇章以《傷寒論》常用的麻黃來說明膀胱氣化出尿液與汗液的功能。

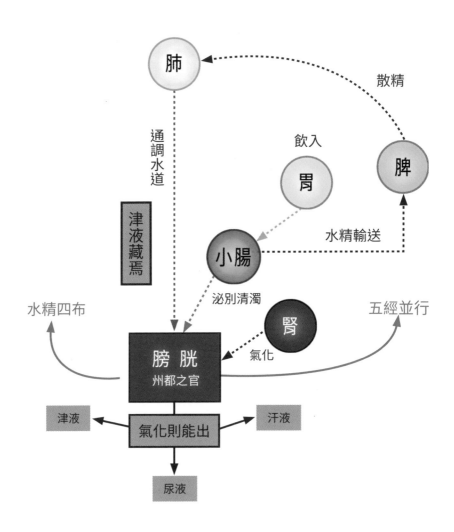

膀胱為州都之官功能圖

4. 膀胱在面部對應位置為「人中」

《內經》指出膀胱在面部對應位置為「面王以下者，膀胱子處也」。

「面王」就是鼻頭中央肉肉的位置，因為是面部最高處，宛如國王位居高位，所以稱為「面王」，也稱為「鼻準頭」，主要是脾臟功能反應區。在鼻頭與上唇之間的部位，呈現水溝狀，現代依據所在位置稱為「鼻唇溝」，一般稱為「人中」或「人中溝」，是膀胱和男女生殖器（子處）功能的反應區。

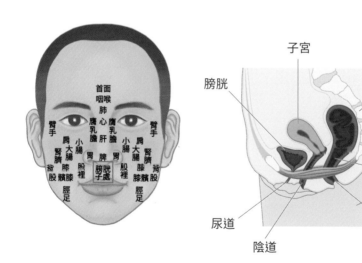

面部對應臟腑圖　　　　膀胱與生殖器解剖圖

《內經》還說明相關部位出現異常時所代表的症狀，如「男子色在於面王，為小腹痛；下為卵痛；其圓直為莖痛，高為本，下為首，狐疝㿗陰之屬也。女子在於面王，為膀胱子處之病，散為痛，搏為聚，方員左右，各如其色形。」《內經》於此段落著重在泌尿生殖系統疾病，參酌人體的部位，既然面王（鼻頭）以下是膀胱子處，面王當然就位於膀胱之上，對應到小腹。

當鼻頭出現異常顏色，如暗沉或斑點時，男性易有小腹痛；男性外生殖系統包括陰莖及陰囊，可以從外而見，陰莖還兼具泌尿與生殖功能，所以當鼻唇溝出現異常時，代表陰莖及陰囊功能也有異常，且病變部位還呈現「逆對關係」，亦即鼻唇溝上方靠近鼻部為陰囊痛，以下部位為陰莖痛，越向下靠近上唇就代表陰莖越上面的部位。相對於女性而言，外生殖器並不明顯，所以廣泛代表膀胱和生殖器疾病。

由此可見膀胱與生殖系統密切相關，中醫掌握了這層關連，自古就常用灸膀胱經最後一個穴位「至陰穴」轉胎，以調整胎位不正，臨床上我們累積不少經驗，效果真的不錯。

二、膀胱經系統特色：人體最長的經絡

在此先跟讀者說明，因為本經絡系統功能強大，後文中常會提到它的名字，無論是稱為太陽經、足太陽經或膀胱經，都是指「足太陽膀胱經」之意。

膀胱經屬於足太陽經，主要分布於頭面部、軀幹和下肢陽面後線，以多線條、大面積的包覆方式，涵蓋整個腰背部以及下肢後側。

膀胱經也是人體最長的經絡系統，真的是從頭走到腳，例如經脈自眼頭開始，向上經過頭頂，再向後分布人體的後側，直到足小趾外側為止。膀胱經穴位也是最多的，共有 67 穴，尤其在腰背部分布得綿綿密密，這樣的分布當然有它的道理，後文將會說明。

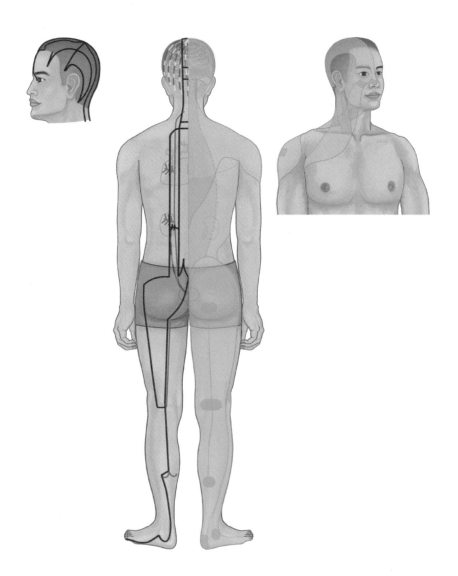

膀胱經四大系統循行圖

1. 為什麼這麼厲害的經絡成為足太陽膀胱經？

平心而論，六腑之中，膀胱並不是很厲害的腑，為何太陽經這麼厲害的經絡會屬於膀胱？

個人推論，答案可能是「腎臟內舉不避親！」

依據中醫理論，人體臟腑概念是以五臟為主，六腑為配合者，例如大腸與小腸都分布在腹部，比較接近下肢，理論上應該歸屬足經，但因為大小腸與肺心兩臟相表裡，嫁雞隨雞，大小腸嫁給心肺則隨心肺，就跟著心肺經成為手經。

心臟與腎臟皆位於人體偏後面的位置，都屬於少陰經，循行在人體陰面後線。心臟為君主之官，攸關生命，因此心臟所居的胸部就很像台灣北部地區，人多熱鬧，有來自四面八方的經絡系統共同包覆，提供堅實的防護。

腎臟為先天之本，蘊藏人體珍貴的真陰真陽以照護五臟六腑。真陰真陽宛如家裡珍藏的富裕祖產，俗語說「財不露白」，當然要藏在身體隱密處確保安全，腎臟就是真陰真陽的保險箱，自然也位於身體的深處。腎臟與膀胱腑為表裡臟腑，膀胱雖然位居下腹前方，但為了配合腎臟，膀胱的經絡系統就特意循行於身體後方。人體背部很像台灣的花東地區，地廣人稀，主要為膀胱經絡

系統通過，足太陽經也循行於人體陽面後線。膀胱一心一意在保護腎臟，腎臟也內舉不避親，刻意提升膀胱的效能與地位，膀胱經就此發展出存有五臟六腑背俞穴和大面積包覆的強人策略。

另一方面，從五臟在人體的部位來說，肺位置最高，腎位置最低，兩者合作無間。除了在呼吸功能方面，肺主吸氣，腎主納氣之外，還與人體氣機與津液有關：肺為水之上源，通調水道，將水液下輸膀胱；腎主水主氣化，腎臟將氣化的津液輸送到膀胱，肺腎輸送至膀胱的津液，再透過膀胱經「水精四布，五經並行」敷布至全身。膀胱經如此認真地為肺腎服務，加上膀胱經在鼻部與開竅於鼻的肺臟連結，在腰背部與腎臟連結，理應歸入肺臟或腎臟家族，但因肺腎屬陰臟，都有自己的陰經系統，所以就由膀胱背負起管理膀胱經這個重責大任。

2.「足太陽經」的威力

依據人體經絡分布規律，陽面的後側屬於太陽經。古字的「太」通「大」，太陽就是大陽，又稱為巨陽，如太陽般普照大地，提供熱能。手太陽小腸經為小太陽，足太陽膀胱經為大太陽，功能更為巨大，主一身之表，護衛全身。

全面包覆背部，主一身之表，護衛全身

　　大家還記得《卷二》足陽明經筋「上腹而布」，全面包覆胸腹部的豪邁嗎？足太陽經在人體後側的分布也是豪情萬千，全然包覆人體後側。這種全面性的包覆，我們可以回想小時候玩躲貓貓時，通常藏身蹲在某個角落，會將身體向腹部蜷縮，背部朝上，以免被別人發現。其實這也是人類蠻荒時期，躲在石頭或樹叢之後，避免被野獸或敵人發現的自我保護姿勢。為什麼呢？

　　因為人體重要的器官組織多數在正面，非常的脆弱，背部則有強大的骨骼及肌群，比較禁得起外力的衝擊。所以當我們承受外力或要撞擊別人時，雖然身體的正面和背面都很重要，但兩害相權取其輕，身體自然會出現保護機制，將正面弓縮起來，以背部來保護自己或者撞擊對方。

　　生活中，當外出突然碰到大雨又沒帶雨具時，我們是不是不經思索就將身體正面縮起來，而讓背部去承受風雨？保護背部主要的經絡正是足太陽經。

　　人體就像一棟房子，人體背面就是房子的後牆，足太陽經分布在人體背面，恰似一堵堅實無比的防風牆，擋住來自於外在環境，如風寒暑濕燥火等邪氣的挑戰與侵襲，以保護體內重要的組

織器官。足太陽經堅固的特質，如同鱷魚背部堅硬的保護層，因此中醫說「太陽主一身之表」，太陽經就是人體外層最堅強的保護層。

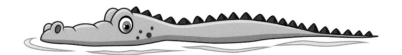

《內經》還提到「太陽為開，陽明為闔，少陽為樞。」依據字義來看，「太陽為開」就是太陽經具有敞開氣機的功能，這也呼應「太陽主一身之表」的概念。太陽經是人體的防護牆，而且這堵牆還裝有「窗戶」即「毛孔」（後文會介紹），平日風寒邪氣比較多的時候，例如冬天或感冒流行期，太陽經會將毛孔（窗戶）緊閉，避免邪氣入侵，萬一被風邪入侵時，則會打開毛孔（窗戶）將之逐出體外。所以「太陽主表」具有「無病防衛」與「有病驅邪」的雙重功能。

為諸陽之氣

《內經》說「巨陽者，諸陽之屬也，其脈連於風府，故為諸陽主氣。」指出足太陽經是人體面積最大的經絡系統，行於一身之表，為人體對外防衛的藩籬，太陽經因此成為六陽經之長，統

攝諸陽，加上其經脈交會督脈的風府穴，督脈為陽脈之海，藉此交會關係，太陽經就能主持人體所有陽經之氣，當然也包括最有防禦能力的衛氣。另外，足太陽經也交會督脈的大椎穴，大椎穴是諸陽經所會之處，太陽經因此還能提供陽氣給其他陽經。

或許大家會問太陽經的陽氣從何而來？一部分是來自食物的營養，一部分是來自太陽的熱能。我常開玩笑說，走在太陽底下就是在曬膀胱經，當背部被太陽曬得暖烘烘時，其他陽經也會得到滋養，全身感到無比的溫暖舒暢。自然界最懂得享受陽光的陽氣與熱能的莫過於動物們，尤其是家中的毛小孩，總是在暖陽下呼呼大睡。這也算是太陽為諸陽主氣的一個應用吧！

與肺經共管皮毛和衛氣

前面介紹過，膀胱氣化所出者，除了津液、尿液之外，還有汗液，一如前面《內經》所述「天暑衣厚則腠理開，故汗出……天寒則腠理閉，氣濕不行，水下留於膀胱，則為溺與氣。」

有關汗液，《內經》說「腠理發泄，汗出溱溱，是謂津。」所以排汗與腠理有關。什麼是腠理？中醫所說的腠理，主要是指皮膚、肌肉及臟腑之間的紋理，平時最容易看到的腠理就是位於皮膚上細細的、形成許多小格子的紋路，上面還有毫毛汗孔。腠

理的疏密會影響汗孔的開合與汗液的排泄：若腠理疏鬆則汗孔打開而出汗，腠理緻密則汗孔閉合而無汗。

腠理的疏密則是受到衛氣的調節，《內經》說：「清陽發腠理」，「衛氣者，所以溫分肉，充皮膚，肥腠理，司開合者也。」「衛氣和，則分肉解利，皮膚調柔，腠理緻密矣。」清陽就是衛氣，衛氣充足則肌肉與皮膚得到濡養，腠理緻密，外邪不易入侵。因此衛氣正常，。腠理功能也正常，就能妥善管理汗孔的開合。

腠理與皮膚毫毛都是人體最外層的組織，屬於一身之表的實質結構，也是外邪入侵人體的第一道防線。《內經》這方面的論述很多，如「衛氣不營，邪氣居之」，「虛邪中人也，始於皮膚，皮膚緩則腠理開，開則邪氣從毛髮入，入則抵深」，「虛邪之中人也，洒淅動形，起毫毛而發腠理」，「百病之始生也，必先於皮毛，邪中之則腠理開，開則入客於絡脈」，「百疾之始期也，必生於風雨寒暑，循毫毛而入腠理」等，都指出毫毛腠理是邪氣進入身體的門戶，如果衛氣虛損，無法滋養分肉、皮膚和腠理，導致這些組織疏鬆無力，身體的防禦力因而下降，外在的邪氣就會趁機從皮膚毫毛進入腠理，導致腠理開泄，猶如家中門戶洞開，邪氣趁虛入侵，出現自汗惡風的感冒現象，如果不趕緊治療，邪氣再深入體內就會百病叢生。

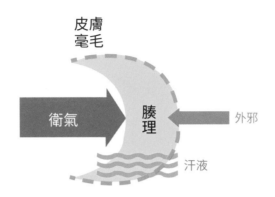

皮膚
毫毛

衛氣 → 腠理 ← 外邪

汗液

毫毛與腠理不僅與排汗及防禦機能有關，《內經》還提示說「三焦膀胱者，腠理毫毛其應」，透過觀察一個人的毫毛腠理組織，也能推測其三焦與膀胱的形態，例如「密理厚皮者，三焦膀胱厚；粗理薄皮者，三焦膀胱薄；疏腠理者，三焦膀胱緩。」這正是中醫能夠觀察人體外部組織以了解內在臟腑的狀態「由外而知內」的秘密。

人陽經與《卷一》介紹過的肺經都主一身之表，《內經》說「傷寒一日，巨陽受之，頭項痛，腰脊強。」也都與衛氣的運行敷布有關，所以足太陽膀胱經就和肺經共同管理體表的毫毛腠理和衛氣。

3. 足太陽膀胱經循行特色

　　足太陽膀胱經的循行特色可從爬蟲類角度來看，參考下圖兩隻鱷魚：左側為淺水區中的鱷魚姿勢，四足著地，背部在上；右側為深水區的鱷魚姿勢，下肢下垂或踩地，身體直立，頭部在上。

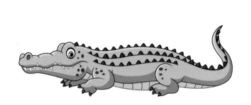 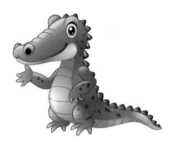

淺水區的鱷魚姿勢　　　　　　　　　深水區的鱷魚姿勢

　　四足著地時的鱷魚，從面部經腦部至軀幹下肢，幾乎成一平面，人類如果將四肢趴地，也會有類似的姿勢。人類因為使用兩足站立，身體類似於在深水區的鱷魚姿勢，頭面部與背部不在同一平面，出現轉角。隨著演化，人類的顎部明顯內縮，鼻子與眼睛的距離拉近，以致於從頭頂到鼻子會呈現接近直角的角度。

　　觀察趴行的鱷魚姿勢，其背部朝天，天者太陽也，難怪背部的經脈會稱為太陽經，太陽經布於體表（背部為表，腹部為裡），堅硬的結構成為護衛身體的重要防線。

再從身體結構比重來看，鱷魚的頭面部和上肢比較輕，腰背、尾巴及下肢比較重，人類也是如此，觀看爬行中的幼兒就可以看出上半身較輕巧，下半身較厚重的特質，膀胱經系統亦有此特性。本經主要分布到頭項、腰背及下肢，經筋系統還保留許多鱷魚時代的身體特色，不僅包覆肩關節（是六條足經中唯一循行肩部者），且延伸到人體正面，這與爬蟲類的覓食、防衛及逃生機能有關，經筋篇會詳述。

手足太陽經都循行至頭面，在肢體上也有分工：

小腸經屬於手太陽經，所以連結到上肢、上背部及肩胛骨；

膀胱經屬於足太陽經，所以連結到下肢、全部腰背及髖骨。

面部五官特別重視眼睛與鼻子

太陽經也具有太陽明亮的特色，因此手足太陽經都循行至眼睛，讓眼前光明得以看見萬物，此外，膀胱經筋還結於鼻部。為什麼走在人體背面的膀胱經會如此重視面部的眼睛與鼻子？

這又要從鱷魚身上學習了。可參閱下圖，藏身水中只露出頭面部的鱷魚。當鱷魚要獵食時，身藏水裡，只須露出鼻子眼睛看清位置，靜靜接近獵物，趁其不備就可以飽餐一頓。當鱷魚面對敵人時，無論是要游開逃離或是前進攻擊，這樣的姿勢也是最省

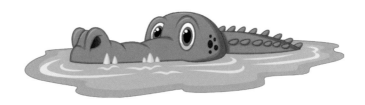

身藏水裡，只露出頭面的鱷魚

力最快速的。

　　回歸到人體來看，視覺與嗅覺是人類生存必須的能力，太陽經與人體的防禦系統有關，透過視覺與嗅覺收集的訊息，提供心臟君主之官及大腦做出各項決策。

　　前面介紹過，膀胱經與肺經有特別密切的合作關係，包括水液代謝、主一身皮毛和衛氣等，兩經在眼睛及鼻子也都有密切的合作關係。

　　在眼睛方面，《卷一》介紹過肺主一身之氣，當然包括衛氣在內。我們在平旦甦醒張開眼睛的同時，就開啟了人體衛氣的保護機制。《內經》說「陽氣出於目，目張則氣上行於頭，循項下足太陽，循背下至小指之端。」當我們張開眼睛時，陽氣就從眼睛而出，太陽經循行至眼睛，成為最先「被喚醒」的陽經，配合肺經啟動衛氣。

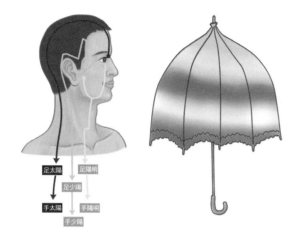

在平旦之時張開眼睛，
也啟動了衛氣從面部同
時循著足三陽經連接手
三陽經，呈傘狀式向下
快速散布，以保護人體。
（資料來源：卷一 p.154）

在鼻子方面，肺主管呼吸，開竅於鼻並主一身的皮毛，肺得
以透過鼻子與毛孔來宣發／肅降氣機，達到主一身之氣的機能。
膀胱經也很有情義的循行至鼻部來相挺，絡穴飛揚穴還是治療鼻
病的特效穴。

另外，由於膀胱經連結鼻部和膀胱，《內經》提到面部望診：
「鼻孔外張，膀胱洩漏。」鼻翼過度外張的人，容易出現膀胱無
法藏津液而漏尿的現象。臨床上常見於過敏性鼻炎的小朋友，因
為長期鼻塞，只好用力呼吸，導致鼻翼外張，鼻孔變大，也會出
現夜間尿床的情況。此時只要治好鼻炎，尿床也會改善。我常跟

家長解釋這個原理，大家都讚嘆中醫理論真的非常奇妙！

從頭頂入絡腦部，與神智有關

本經脈從巔頂入絡於腦部，是十二經脈系統中唯一進入腦部者。由於腎主骨主髓，腦部充滿腦髓，中醫稱之為「髓海」。腎經屬於陰經，陰經原則上不上頭面，腎經就透過膀胱經進入腦部，維持腦部主管神智功能的正常。所以膀胱經這條有鱷魚特色的經絡，也是會思考的喔！如果腦部受損，就會沿著膀胱經所過部位出現病變，腦中風就是典型例子。後文會介紹。

腰背部有五臟六腑及任督二脈的背俞穴

膀胱經系統以大面積，全面包覆腰背部，提供人體完備的保護，讓每個人都擁有雄厚的「背景」。最特別的是，五臟六腑以及任督二脈都將其精氣轉輸於背部膀胱經的穴位，中醫稱這些特殊穴位為「背俞穴」，與之前介紹過的「募穴」性質類似，只是背俞穴全部位在膀胱經的腰背部位。為了方便辨識，這些背俞穴皆冠上所屬臟腑的名字，就像家族姓氏一樣，如心的背俞穴稱為「心俞穴」，膀胱的背俞穴稱為「膀胱俞穴」，督脈的背俞穴稱

為「督俞穴」，任脈的背俞穴有兩個，分別是「氣海俞穴」及「關元俞穴」，以呼應任脈位於下腹部重要的兩個穴位「氣海穴」和「關元穴」。這些背俞穴都有特殊功能，宛如五臟六腑的保險箱及信箱，也可看作深藏體內的臟腑，在膀胱經背俞穴上各自開了屬於自己的天窗，接受暖陽照射的日光浴。

膀胱經主筋之所生病

依據中醫理論肝主筋，但膀胱經卻主筋之所生病，膽經主骨之所生病，這可跌破不少中醫學生的眼鏡！該如何理解呢？若以爬蟲類的身形來思考，就會得到答案。細節將在經脈篇中說明。

4. 足太陽膀胱經系統的重要性

膀胱身為州都之官，主管津液的氣化、貯藏與排出，是人體水液代謝最後的階段，扮演非常關鍵性的角色。

膀胱經主一身之表與皮毛，又為諸陽主氣與衛氣，是人體很重要的防禦系統。為了保護人體，膀胱經循行從頭到腳，為全身最長、分布最廣的經絡。它包覆身體前面的五官還入絡腦部，讓

我們耳聰目明，智慧飽滿；包覆身體後面的腰背與下肢，又透過五臟六腑的背俞穴與五臟六腑相連結，讓我們「背景雄厚」，不但可從背部調控臟腑功能，還能抵抗外邪且身手矯健。

膀胱經身為太陽經，主氣化，五行屬於水，符合生命所需三元素：陽光、空氣、水。這麼厲害的經絡，當然要尊稱為「太陽」或「巨陽」囉！

膀胱經在十二經絡的排列屬性上，為聚餐團隊的第三條經絡，旺於申時下午三到五點，五點之後交接給與心臟一樣耗能的腎臟。

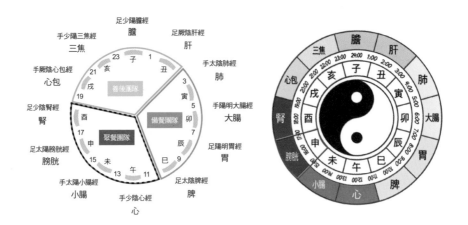

三、膀胱經的合作關係

　　厲害的膀胱經表面上是隻健壯的鱷魚，內心卻很溫柔，名列愛家一族，默默陪伴腎經，站在身後保護身體這個家園。有著太陽般熱情的太陽經也樂於與大家分享陽光、空氣與水等珍貴資源，因此人緣佳，好友群也不少。

膀胱與腎：表裡配合關係

　　《內經》說「腎合膀胱，膀胱者津液之府也。」膀胱與腎相表裡，主要都是膀胱配合腎經，例如為腎循行於身後、入絡腦。

　　在生理功能方面，腎主水，主氣化，由膀胱執行水液代謝任務，成為津液之府；腎為先天之本，為了供給五臟六腑珍貴的真陰真陽，腎經特別循行於身體正面以連結重要臟腑，膀胱經則在腰背部設有臟腑的背俞穴，讓腎可以時時掌握身體狀況；腎主腦髓，搭著膀胱經的便車進入腦部，主管中樞神經系統（CNS），膀胱經則循行於背部，主管周邊神經系統（PNS）等。腎與膀胱兩者合作，維持重要生理功能。

　　在病理上，腎病也會影響膀胱，如《內經》說「腎欬不已，則膀胱受之，膀胱欬狀，欬而遺溺。」相關內容會在後文及《卷

六》腎經詳述。

膀胱與肺：護表與津液關係

前面章節介紹過，本經與肺經共管皮毛和衛氣，並且一起完成水液代謝。有趣的是，肺與膀胱兩者在某些病候上互相「承讓」，如：肺開竅於鼻，膀胱經循行經過鼻部，其病候有鼽衄，卻未見於肺經病候；肺通調水道下輸膀胱，膀胱為州都之官，可以氣化津液，讓津液出焉，在肺經經脈病候中有小便異常現象，反而膀胱經沒有相關論述。可見肺與膀胱之間存有某種默契，中醫師臨床常用的麻黃是最能呈現兩者默契的中藥。

麻黃歸入肺經與膀胱經，中醫早期的藥書《神農本草經》說本藥「**主中風，傷寒頭痛**，溫瘧，**發表出汗**，去邪熱氣，**止咳逆上氣**，除寒熱，破癥堅積聚。」指出麻黃能發汗解表及止咳。後世醫家累積諸多經驗之後，將麻黃功用濃縮成【發

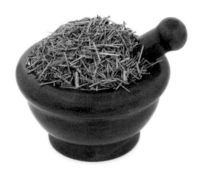

中藥材麻黃

汗、利尿、平喘】六個字三項功能，這些功能都是膀胱經與肺經合作的成果，如透過皮毛發汗以解表證，透過膀胱利尿以消水腫，透過宣降肺氣以平喘咳等，此外還能通鼻竅、透疹止癢，與兩經功能完全相符。

膀胱與三焦：水道、毫毛腠理及原氣關係

三焦腑是中醫難解的謎題，有關它的精確位置，連《難經》都說「三焦也……有名而無形。」後世醫家因此爭論不休，詳細論述請參閱《卷七》與三焦經。

有關三焦的功能倒是很明確，《內經》說：「三焦者，中瀆之府也，水道出焉，屬膀胱，是孤之府也」，「三焦膀胱者，腠理毫毛其應」。《難經》說「三焦者，水穀之道路，氣之所終始也」。

肺通調水道下輸膀胱的【水道】，依據以上經文所述應該是三焦，其功能隸屬膀胱管轄。三焦與膀胱除了連結成水液代謝系統之外，還包括毫毛與腠理這些體表組織，共同為防禦外在邪氣而努力。另外《難經》指出：「三焦也，有原氣之別焉，主持諸氣」，「三焦者，原氣之別使也，主通行三氣，經歷於五藏六府」，三焦與原氣有關，原氣是藏於臍下腎間的動氣，三焦協助腎經與

膀胱經將原氣輸送至五臟六腑，以維持生命機能。

膀胱與肺腎三焦：氣機與津液

前面介紹過肺腎兩臟在呼吸、水液等方面合作無間，兩者都算是膀胱的老闆，膀胱幸好有三焦一起完成長官交辦的任務。

膀胱與心：主表關係

膀胱經別連結了膀胱一腎一心，成為一個從上到下，從裡而外的防護系統。

《卷四》心經介紹過心部於表，而膀胱主一身之表，就人體經濟學來看，面對如此厲害的膀胱經，君主之官的心臟當然要親自管控，桂枝正是心經與膀胱經的代表藥。詳文請參考《卷四》。

膀胱與小腸：同名經與泌別清濁關係

膀胱與小腸同為太陽經，都循行於人體陽面後側以護衛人體。膀胱所主的津液來源，一部分來自肺，一部分來自小腸。小腸泌別清濁之後，將濁者下送至膀胱做最後的吸收與排泄。

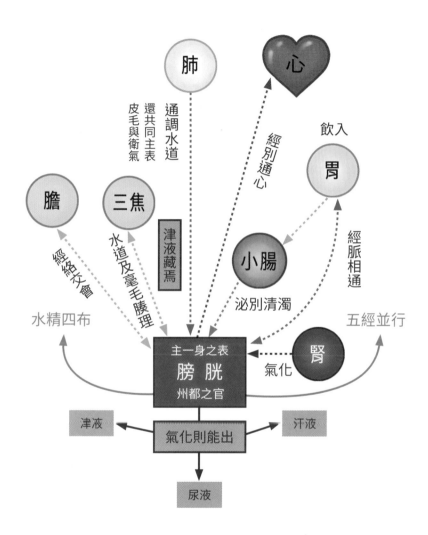

膀胱經好友關係圖

膀胱經四大系統循行簡圖（捷運圖）

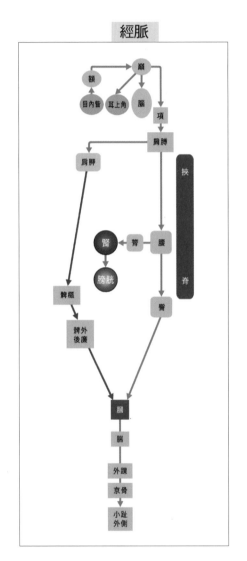

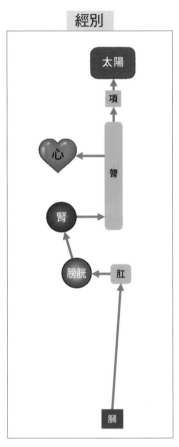

絡脈

經筋

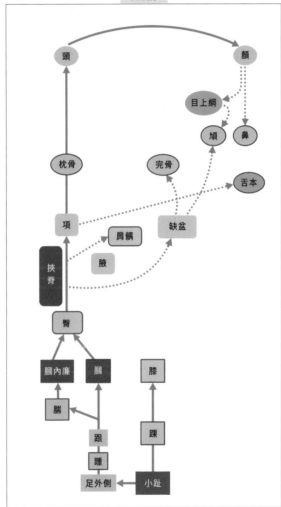

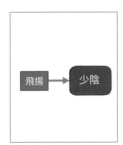

膀胱經
四大系統

一、膀胱足太陽之脈（經脈）

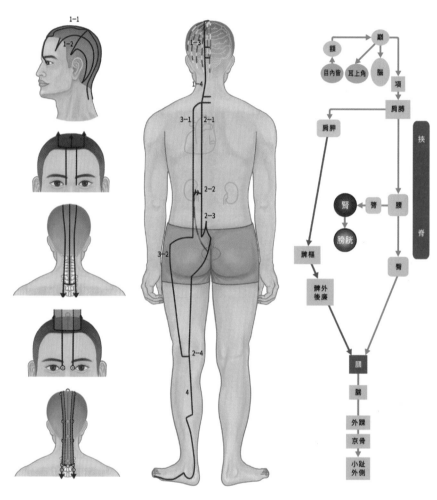

膀胱經脈循行圖　　　　膀胱經脈捷運圖

足太陽膀胱經脈——循行特色

本經脈宛如子彈列車、車速快、總距離長，站與站的間距也較長，多條經脈形成複合路線，涵蓋面積廣。

膀胱經脈 《內經》原文	說明
1-1. 起於目內眥，上額，交巔	起始於眼內角，向上通過額部，交會於頭頂
1-2. 其支者，從巔至耳上角	有條支脈，從頭頂走向外側的耳上方
1-3. 其直者，從巔入絡腦	直行主脈，從頭頂進入頭顱，網絡腦部組織
1-4. 還出別下項	再從顱內轉出顱外，繼續走向後頭，抵達項部
2-1. 循肩髆，內挾脊，抵腰中	由此分出內與外側兩條支脈：腰背內側支脈，沿肩胛骨內側，夾行脊柱兩旁淺層的筋肉（脊柱正中旁開1.5寸）向下抵達腰部
2-2. 入循膂，絡腎，屬膀胱	進入體腔，循行於脊柱兩旁深層的筋肉，聯絡與本經相表裡的腎臟，再連屬於本經的膀胱腑
2-3. 其支者，從腰中，下挾脊，貫臀	有條支脈，從腰部繼續向下，夾行於脊柱兩旁淺層的筋肉，穿過臀部
2-4. 入膕中	循行於大腿後側，進入膕窩中央處
3-1. 其支者，從髆內左右別下貫胛，挾脊內	腰背外側支脈從肩胛骨內側旁開向下別行，穿過肩胛骨邊緣，夾行脊柱兩旁淺層的筋肉（脊柱正中旁開3寸）
3-2. 過髀樞，循髀外後廉，下合膕中	通過髖關節部，沿大腿外側後緣下行，與腰背內側支脈會合於膕窩中央處
4. 以下貫腨內，出外踝之後，循京骨，至小趾外側	由此向下穿過小腿腓腸肌部，出於外踝的後方，再循著足背外側緣，抵達小趾外側末端，與足少陰腎經相交接

表格說明： 1. 編號代表經脈流動的方向和順序。 2. 粉紅色區塊代表循行在體腔內，粉藍色區塊為頭面部位，粉綠色區塊為腰背部位，白色區塊為下肢部位。

足太陽膀胱經是人體最長的經脈，名副其實「從頭到腳」路線，起於目內眥（眼內角），止於足小趾外側。主要分布在身體陽面的後側，包括頭部、腰背第一、二條線，下肢後側的部位等。

膀胱經脈循行路線可分為三個部分：路線1的頭面部，路線2-3的腰背部和路線4的下肢部。

足太陽膀胱經脈循行規律		
1. 足經	循行的方向	□ 足陰經：從下而上～從足 → 胸 ■ 足陽經：從上而下～從頭 → 足
2. 太陽經	分布的位置	□ 陽明經：下肢陽面的前線 □ 少陽經：下肢陽面的中線 ■ 太陽經：下肢陽面的後線
3. 膀胱經	連結的臟腑	■ 表裡：膀胱、腎 ■ 其他：心
4. 起止點	經脈起止點	■ 目 → 小趾

1. 頭面部的「啟動衛氣」路線

本經脈以巔頂為中心點，銜接前、後、外、內四條路線，巔頂類似於頭髮集中綁在頭頂的包包頭「髮髻」，四條路線就像四周被揪向頭頂的頭髮。若將頭部兩側經脈合看，除了進入頭顱的內線外，循行於頭顱外的前線、後線及側線呈現出十字型態。另一方面，本條經脈也與《卷一》肺經所介紹，當人體甦醒時啟動

衛氣，衛氣以大陽傘型態敷布全身有關，所以稱為「啟動衛氣」路線。

「啟動衛氣」路線，連接頭面五官與腦部。四條路線分別為：

● **前線**：在目內眥承接小腸經脈，向上經過額頭再交會於巔。參考胃經經脈「起於鼻之交頞中，旁納太陽之脈」，可知本經有抵鼻部，尤其是鼻根部。（路線 1-1）

● **外線**：從巔連線至外側的耳上角。（路線 1-2）

● **內線**：從巔深入頭顱之內，網絡所有腦組織。（路線 1-3）

● **後線**：從腦部淺出，循行後頭，向下連接脖子後面的項後大筋。這兩大筋由斜方肌組成，中暑時常在此處刮痧。（路線 1-4）

連成一線的交會穴，強化膀胱經護衛人體的力量

本路線的原文敘述很精簡，但加上與其他經脈所交會的穴位之後，就能顯現太陽經的威猛。厲害的膀胱經與兩條旗鼓相當的經脈交會，一是「陽脈之海」的督脈，二是好朋友足少陽膽經：

● 與**督脈**有六個交會穴：神庭穴、百會穴、腦戶穴、風府穴、大椎穴、陶道穴等，分布在頭項正中線；

● 與**膽經**有七個交會穴：曲鬢穴、率谷穴、浮白穴、頭竅陰穴、完骨穴、頭臨泣穴、環跳穴等。除了環跳穴在臀部，其餘六穴都

分布在側頭及環繞耳朵外圍處。

　　膀胱經本身的循行加上與督脈和膽經在頭項部的十二個交會穴，而且這些交會穴都連成一線，讓本經在此部位形成一個特殊寬廣厚實的經脈區，大大強化了膀胱經護衛人體的力量。

1-1 起於目內眥，上額，交巔

　　膀胱經起於目內眥，在此與小老弟小腸經交接之後，沿著額頭上行，交於頭頂巔部。依據原文來看，路線似乎很直，但加上交會穴之後，情況就不同了。更有趣的是，為何使用「交巔」，而不是「抵巔」或「至巔」？後文會說明。

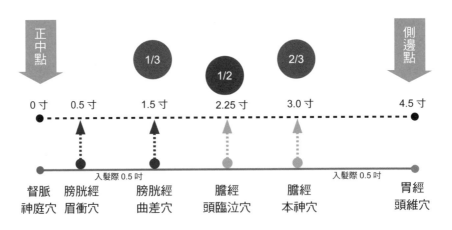

以左額頭為例，說明前額的寬度

為了理解額部循行及穴位分布，依據中醫「同身寸」原則，單側前額寬度為 4.5 寸，請參閱左圖，以左額頭為例。

　　前額寬度以進入髮際 0.5 寸的穴位為計算基準，因為前額穴位主要從這裡開始向後排列，前額的內外兩端分別為督脈神庭穴和胃經頭維穴。督脈循行在人體陽面正中線，督脈神庭穴為前額正中點，額頭外側髮角的胃經頭維穴為側邊點，因此神庭穴到頭維穴所形成的單側前額連線寬度為 4.5 寸。

　　經絡分布方面，前額為進入腦部的門戶，是很重要的部位，除了督脈直接貫穿之外，膀胱經與膽經兩條經脈也加強涵蓋範圍。膀胱經比較接近督脈而較偏內側，膽經則偏外側。

　　穴位分布方面，從前額正中點的神庭穴向外旁開 0.5 寸為膀胱經眉衝穴，神庭穴向外旁開 1.5 寸（1/3）為膀胱經曲差穴，所以膀胱經分布在前額連線的內 1/3 區塊；膽經頭臨泣穴位於神庭穴及頭維穴中點處（1/2），神庭穴旁開 3 寸（內 2/3 或外 1/3）為膽經本神穴，所以膽經分布在前額連線中間到外 1/3 區塊。

　　了解前額尺寸和經脈與穴位分布後，開始介紹本經循行。膀胱經在頭部本就有循行路線：起於目內眥的睛明穴，向上到眉頭的攢竹穴，直上通過額頭進入髮際 0.5 寸的眉衝穴（神庭穴旁開 0.5

寸）。從睛明穴—攢竹穴—眉衝穴為一直線，「眉衝穴」穴如其名，位於眉頭向上衝的位置。本經從眉衝穴水平橫開分出兩條路線：

● **膀胱線**：眉衝穴向外旁開 1 寸連接本經曲差穴（神庭穴旁開 1.5 寸），穴名也點出本穴為膀胱經旁開有彎曲偏差的穴位，此後就循著這條路線繼續上行到頭頂。

● **督脈線**：眉衝穴向內旁開 0.5 寸交會督脈神庭穴，再沿著督脈向上抵達巔頂，交會百會穴。

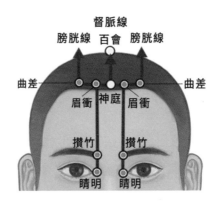

膀胱經抵達入髮際 0.5 寸的眉衝穴之後，伸出一條橫向支脈與督脈線相連，膀胱線與督脈線因而共同形成一個區塊，涵蓋前額內 1/3 的範圍，請參考下頁圖黃線所畫出的區域。若將兩側路線合併，更能看出其涵蓋範圍。據此推論，「起於目內眥，上額，交巔」不是一條直線，而是一個區塊。

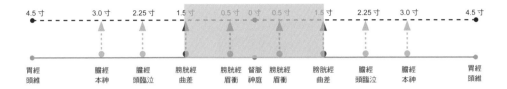

| 4.5寸 | | 3.0寸 | 2.25寸 | 1.5寸 | 0.5寸 | 0寸 | 0.5寸 | 1.5寸 | 2.25寸 | 3.0寸 | | 4.5寸 |

| 胃經 頭維 | | 膽經 本神 | 膽經 頭臨泣 | 膀胱經 曲差 | 膀胱經 眉衝 | 督脈 神庭 | 膀胱經 眉衝 | 膀胱經 曲差 | 膽經 頭臨泣 | 膽經 本神 | | 胃經 頭維 |

1-2 其支者，從巔至耳上角

這條支脈原文寫得更精簡：從巔頂分出一條支脈到耳上角。與前文相同，加上其與膽經的交會穴後，內容便豐富了。問題是膀胱經與膽經在頭部有六個交會穴，路線不一，要怎麼跟這些穴位交會呢？我思考了很久，後來想到本經經筋「其支者，為目上綱」，膀胱經一定有循行到前額才能成為「目上綱」，所以將此支脈分為「耳上角內圈」及「耳上角外圈」，便可說明交會膽經的方式。

● **耳上角內圈**：如下頁圖橘線。從巔頂連向側頭，交會膽經圍繞在繞在外耳廓內圈的曲鬢穴、率谷穴、浮白穴、頭竅陰穴、完骨穴等五穴。

● **耳上角外圈**：如下頁圖黃線。從完骨穴繼續沿著膽經路線走過側頭及前頭，經過本神穴及前額正中的陽白穴，最後交會頭臨泣穴。相較於耳上角內圈路線，本路線可視為環繞在外耳廓的外圈。

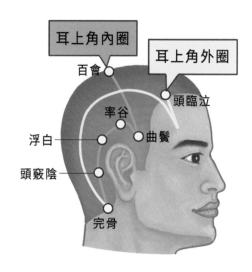

耳上角內圈

耳上角外圈

百會

頭臨泣

率谷

浮白

曲鬢

頭竅陰

完骨

膽經線的耳上角
內圈和外圈圖

膀胱經透過這條路線連結督脈與膽經，著重在與膽經同行以加強保護頭部外側及耳朵。這條圍繞在耳朵上角的路線可稱為「膽經線」。

1-3 其直者，從巔入絡腦 &1-4 還出別下項（循肩髆）

本經直行經脈到達巔頂之後，先進入腦部，網絡所有腦部組織，再穿出腦部別行，向下走到項部。「循肩髆」這段循行理論上不屬於頭面部，但其實是頭項部循行的延伸，所以在此一併介紹。膀胱經屬於太陽經，循行重點在人體陽面後側，所以本條直脈是重要的轉折點，從此以後的膀胱經主要循行在太陽經的部位。

一如前面的路線，看似簡單的循行，加入交會穴後功能加強。本經脈在後頭及肩膀處與督脈有四個交會穴：腦戶穴、風府穴、大椎穴、陶道穴。為了便於說明，將本直脈分為「顱內線」和「顱外線」，請參閱下圖。

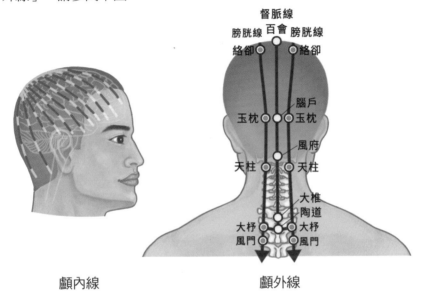

顱內線　　　　　　　　　顱外線

　　顱內線：進入頭顱內部的路線。膀胱經在前額分出膀胱線和督脈線，兩線循著自己的路線抵達巔頂，之後分別進入腦部，網絡腦部組織。

　　顱外線：循行於頭顱外部的路線。膀胱線和督脈線分別從顱內轉出到顱外，繼續走向後頭，抵達項背部。

前面說過，膀胱經這條循行於頭面部的「啟動衛氣」路線與《卷一》肺經啟動衛氣這個大陽傘非常類似。（參閱下圖）人在平旦之時張開眼睛，同時啟動了衛氣從面部循著足三陽經連接手三陽經，呈傘狀式向下快速散布，以保護人體。

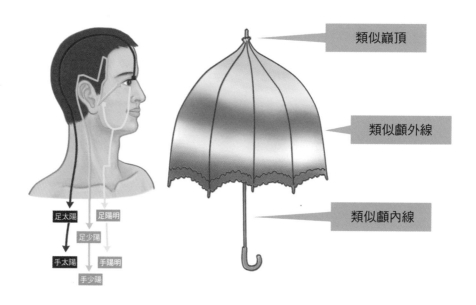

足太陽　足陽明

足少陽

手太陽　手陽明

手少陽

類似巔頂

類似顱外線

類似顱內線

　　頭部的巔頂類似衛氣大陽傘頂端的傘尖，顱內線宛如傘柄，顱外線遍佈頭面部與項背部，如同傘面覆蓋頭面部一樣。顱外線也如傘面有縱行線和橫行線，屬於縱行線的膀胱線和督脈線都通過巔頂，屬於橫行線的膽經線也起於巔頂，可見本經在頭面路線的重點正是巔頂部位。

●「巔」的部位及「從巔入絡腦」

參酌「從巔入絡腦，還出別下項」原文，無論顱內線或顱外線，膀胱線與督脈線都是兩條獨立平行的路線。既然雙線並行通過巔頂，「巔」可能不是一個點，而是由多個點的連線所圍成的一個面，如此才符合「上額，交巔」的說法。

一般而言「巔」為頭部最高處，也就是頭頂處，因此有「巔頂」之說。從督脈線來看，「百會穴」位於頭部最高點，是公認巔頂的代表穴，因此「從巔入絡腦」基本上可由百會穴進入腦內；從膀胱線來看，在最高點沒有穴位，最鄰近的穴位有二：通天穴與絡卻穴，兩穴位置可參考下表。

前髮際與後髮際 連線為 12 寸	頭頂 正中線	頭頂正中線 旁開 1.5 寸
	督脈線	膀胱線
前髮際上 3.5 寸	前頂穴	
前髮際上 4.0 寸		通天穴
前髮際上 5.0 寸	百會穴 （頭部最高點，兩耳尖連線中點）	
前髮際上 5.5 寸		絡卻穴
前髮際後 6.5 寸	後頂穴	

中醫認為頭頂為天，足底為地，「通天穴」顧名思義為「氣能通達至頭頂」，古人因此認為通天穴能與百會穴交會；「絡卻穴」兼有「網絡」和「還卻」雙重意義，正與膀胱經「入絡腦」的網絡概念，「還出別下項」有進有出之意相符。通天穴與絡卻穴，無論所在部位或穴名特色都符合原文所述內容，由此推論，膀胱線自通天穴「從巔入腦」，絡卻穴是「絡腦」和「還出」的部位，換言之，膀胱線的入絡腦循行，通天穴是入口，絡卻穴是出口。

再進一步思考：顱外線仍有膀胱線和督脈線兩線，既然膀胱線在頭頂有出入口，督脈線是否也有出入口？理論上應該有，否則有進無出，就沒有循行於顱外的督脈線。最鄰近百會穴的兩個穴位：「前頂穴」位在百會穴前 1.5 寸，「後頂穴」位在百會穴後 1.5 寸，參酌膀胱經的前頂穴和絡卻穴的特質，推論督脈線的入絡腦循行，前頂穴是入口，後頂穴是出口。

我們將膀胱線兩側的通天穴與絡卻穴，督脈線的前頂穴與後頂穴連起來，這六個進出腦部的穴位會形成一個橢圓形區塊，而百會穴就位在中央處。這個橢圓形區域應是「巔」的真實樣貌，由於膀胱線與督脈線都通過這裡，經氣在此交會，所以才有「交巔」的說法。

位於中心點的百會穴功能為何呢？如果把腦部想像成一個藏有許多寶藏的洞穴，圍繞在百會穴周圍的六個穴位就是寶藏區的

出入口，百會穴正是寶藏的反應區。「百會穴」一如穴名為「百脈之會」，挾著督脈「陽脈之海」的強大威力，最能全面性的網絡腦組織，腦部功能也會反映在百會穴。周圍六穴既是進出顱內的通道，也是該穴的護衛，因而這個橢圓形區域可以稱為「百會區」。

後世醫家常使用百會穴及其周圍穴位來治療各類腦病，安定神志，讓耳聰且目明，最著名者為位於百會穴前後左右各1寸處的穴位組，一共有四個穴，稱為「四神聰」。若將四穴串連起來，有一個小形的「百會區」，由此證明百會區通腦安神的強大功能。

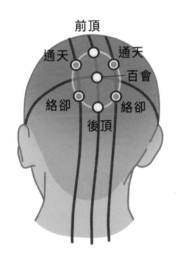

由通天穴、絡卻穴、前頂穴與後頂穴
串連而成的「百會區」（淺紫色）

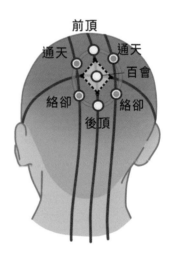

由四神聰穴串連而成的區域
（淺黃色）

● 還出別下項，循肩髆

顱外線的膀胱線與督脈線從百會區轉向後頭，都循著自己的路線繼續前進：

督脈線：交會於督脈兩個位於枕骨附近的「腦戶穴」和「風府穴」，再向下沿著項部到諸陽之會的「大椎穴」（第七頸椎棘突與第一胸椎棘突之間），最後交會於大椎穴下一椎的「陶道穴」（第一胸椎棘突下）。大椎穴可視為頸項部位的終點，陶道穴可視為上背部的起點。

膀胱線：在通天穴之後抵達百會區，轉向後頭，銜接絡卻穴，繼續下走到項部及上背。

膀胱經脈在前額橫向連結督脈，然後兩經並行。督脈與膀胱經併行的情況最後止於陶道穴，自此之後兩條經脈各自前進，各奔前程，再無交會。陶道穴做為膀胱線與督脈線交會的終點，一定有其特殊功能。

從頭部至腰背部，膀胱經與督脈保持固定距離並排走。膀胱經上背部的大杼穴與陶道穴等高，參酌前額的眉衝穴與神庭穴也等高，眉衝穴發出橫線連結督脈神庭穴的情況，推想位於督脈外側的大杼穴也比照辦理，向內側發出一條橫線連到陶道穴，將兩側大杼穴與中間的陶道穴連在一起，跟前額的橫向連結線條一致。

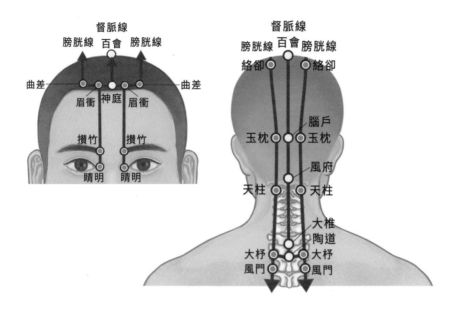

　　這種交會方式讓膀胱線與督脈線得以攜手，將前額到上背部連結形成一個上下左右密合的方形區域，請參閱上圖。如此一來，陽氣旺盛的膀胱經與督脈在頭部上方共同形成一個完全封閉的方形區域，提供最堅強而且滴水不漏的防護網。

✵ 解密：膀胱經頭面部循行的其他奧秘

　　膀胱經在頭面部的循行文字精簡，但意涵豐富。除了前面介紹的內容之外，還有其他許多奧秘。

膀胱經與督脈交會的特色

首先討論膀胱經與督脈交會的特色。古人說「頭為諸陽之會」，因為手三陽經脈從手部走到頭部，止於頭部；足三陽經脈起於頭部，從頭部走到足部；手足六陽經脈都在頭面部交接，因此頭部就成為所有陽脈所會之處，故稱「頭為諸陽之會」。手足六陽經之中，足太陽經正大光明的從頭部正面以大面積方式涵蓋頭腦部位，太陽又是陽氣最旺者，所以，頭部主要循行及提供保護的經脈系統是膀胱經。

膀胱經也在頭部與督脈有多個交會穴，以強化保護功能。但是為何膀胱經不像脾經經脈在腹部與交會穴連結而形成彎曲的循行路線，反而維持膀胱線與督脈線的平行路線？

這是因為頭部是非常重要的部位，本來就需要特殊的保護。膀胱經在頭部有自己的循行路線，加上與督脈的交會穴，說明了屬於「巨陽」的膀胱經與「陽脈之海」的督脈，聯手共同守護頭部的決心與行動，所以實力超強的膀胱經無須離開自己的路線去連結督脈交會穴，只要堅守自己的循行路線，同時拉出另一條路線與督脈同行，就足以在頭部及項部形成絕無僅有、強而有力的保護區塊。

膀胱經與督脈在頭部四個交會穴都有結構上的指標性意義，如神庭穴位於前額，百會穴位於巔頂，腦戶穴接近腦部枕骨大孔，代表腦部之終，風府穴位於第一頸椎之上，代表項部之始，《內經》說「巨陽者，諸陽之屬也，其脈連於風府」，可見風府穴與膀胱經關係非常密切。以上四穴都位於頭部重要結構之處。

膀胱經擁有兩條路線的原因

膀胱經是否因為屬於太陽，搖身變成身體的權貴，所以有特權擁有兩條路線？

其實不是膀胱經擁有特權，而是因為膀胱經這條經絡系統要守護住整個腦部和背部，一夫當關，確實護衛人體，當然需要多條路線才能完全涵蓋，因此才成為背景雄厚的經絡系統。這就像管轄區域擴大，崗哨駐點也會增加一樣的道理。

膀胱經與督脈並行的另一奧秘

由於許多經絡循行圖都是平面圖，容易讓人誤以為經絡是一條一條的線條。其實不然！每條經脈都是運行氣血的通道，2D 的線條怎麼可能運送氣血？唯有 3D 立體結構的通道，就像吸管或水管一樣，才能運送物質。

《卷二》胃經篇章介紹過周左宇老師與足三里的故事〔p.188〕，

周老師説了一段話影響我至深：「胃經那麼粗，足三里也很大，怎麼扎都可以！」我才發現原來每條經脈粗細不一，都是依據經脈所分布的位置以及所載運的氣血量而定，三條足陽經因為分布在體腔和下肢，絕對是最寬最粗的。

督脈為「陽脈之海」，其寬度當然不亞於足陽經。足太陽膀胱經與督脈就像兩個壯漢，當它們在頭部和項部併行時，頭項部體積不大，兩條經脈一定會比鄰而行，也唯有如此，兩條經脈才能在獨立運行的同時還能有交會穴。

如果加入這項思考，前面的圖形應該會變成以下的圖形。其

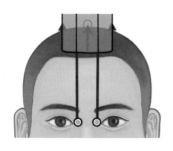
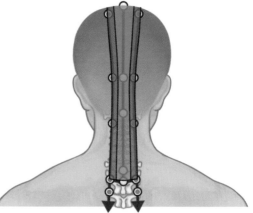

頭項部的「三貼圖」
說明：灰色為膀胱線，紫色為督脈線，
左右相合，形成「三貼」結構

中，灰色為膀胱線，紫色為督脈線，左右相合，就是個「三貼」結構：兩側膀胱經緊貼著位於中間的督脈。三貼的目的是為了在前額到上背部建立一個完整強壯嚴密且無空隙的包覆區，用以保衛重要的腦部與頸項。

　　頭部這個包覆區很堅固也很耗費能量，依據人體經濟學，這個保護區總該有個邊界吧！確實有的。督脈在額頭的第一個穴位是神庭穴，膀胱經與之交會，從此開始與督脈建立連結關係；項部也是重要組織，保護區最好蓋過整個項部較能全面防護，督脈在上背部的第一個穴位是陶道穴，也是膀胱經與之交會的最後一穴。膀胱線與督脈線有始有終，最終形成一個覆蓋頭部、腦部及頸項的保護區域。

　　過了陶道穴之後，背部的寬度明顯增加，膀胱經無法再與督脈「三貼」，膀胱經就在背部開展出兩條經脈，加上厚實堅固的經筋系統加以保護，此時督脈只要專心通行於脊椎即可。膀胱經與督脈的合與分可是經過縝密思考，由此可見人體很會精打細算的喔！

2. 腰背部的「臟腑黃金路線」

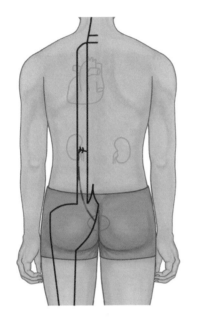

膀胱經脈腰背部循行圖

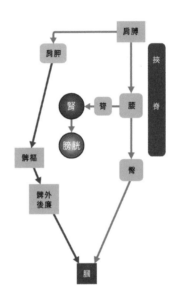

膀胱經脈腰背部捷運圖

　　本經腰背部循行沿著屬於脊椎的胸椎、腰椎、骶骨（sacrum，腰部下方三角形的骨頭，又稱「薦椎」或「仙骨」，台語稱為「尻川頭」或「尻倉頭」）和尾骨兩側，主要分布於脊椎與肩胛骨內側緣之間的區域。從肩胛骨內側分出路線 2 的內側支脈與路線 3 的外側支脈：

路線 2 的腰背內側支脈比較靠近脊椎，從胸椎一路到尾骨，經過臀部、大腿後側，最後進入膝關節後側的膕窩中央。特別的是在腰部橫向穿入脊椎深層肌肉，進入體腔連結腎與膀胱。

　　路線 3 的腰背外側支脈比較靠近肩胛骨，從胸椎到骶骨，然後轉偏外側，交會膽經的環跳穴，通過髖關節，沿著大腿外側後緣下行，與路線 2 會合於膕窩中央。

　　本區循行從肩膊處開始分為兩線並行，到了膝關節後側的膕窩，再合併成一線。

　　由於本部位銜接來自項部的經脈，秉持頭面部多條經脈的特色，腰背部也有多條循行路線，但意義稍有不同。

　　頭面部的面積不大，卻是維持人體生命與生活機能的關鍵部位，因此採用多路線以大量涵蓋的保護，並加強彼此功能的聯繫；腰背部身為人體的後花園，是防禦外邪侵襲及外力從後面偷襲的重要保衛部隊，但其面積人而平坦，單條經脈無法全然承擔此重責大任，俗語說「打虎還得親兄弟」，所以採取雙線並行以提供大量涵蓋的保護，同時本部位還特別藏著五臟六腑的背俞穴，是維持和調節臟腑機能的重要部位，雙線並行，可以加強相對應的臟腑功能。

膀胱經腰背部循行的三項特色

特色一、腰背部分為「內側」與「外側」兩條路線

　　本區循行從上背部的肩膊處分出路線 2 的「腰背內側支脈」
與路線 3 的「腰背外側支脈」，這兩條支脈主要循行在脊椎與肩
胛骨內側緣之間。依據中醫「同身寸」原則，兩側肩胛骨內緣之
間的距離為 6 寸，中點是脊椎（督脈通過），因此從脊椎到肩胛
骨內側緣的距離為 3 寸，請參閱下圖。

　　膀胱經夾行於脊椎兩旁淺層的筋肉，內側支脈循行於脊椎正
中旁開 1.5 寸，外側支脈循行於脊椎正中旁開 3 寸。

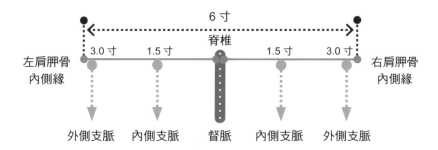

特色二、在腰部另外分出「體腔內部路線」

　　腰背內側支脈從肩部行於脊椎正中旁開 1.5 寸的淺層筋肉下
行抵達腰部（路線 2-1），然後「入循膂，絡腎，屬膀胱」(路線

2-2)，亦即循行到腰部第二腰椎棘突下旁開 1.5 寸處，經脈橫向轉入體腔，穿過脊椎深層的筋肉（膂），聯絡與本經相表裡的腎臟，再向下連屬於本經的膀胱腑，這就是本經唯一的體腔內部路線。

內側支脈在腰部有三條路線：第一條從上背部循著淺層肌肉下行而來，第二條橫向穿過深層肌肉進入體腔，第三條再從腰部繼續循著淺層肌肉下行。其中，第一條與第三條為循行於體表的路線，第二條為循行於體內的路線，因此腰部（尤其是第二腰椎下旁開 1.5 寸處）就成為本區重要的轉運站，詳情參閱捷運圖。

腰背外側支脈並沒有體內路線，只是循行於脊椎正中旁開 3 寸的淺層筋肉，直接下行至大腿外側的體表路線。

特色三、從臀部到下肢又分「膀胱經本線」與「膀胱經側線」

腰背內側支脈從腰部繼續下行，穿過臀部，循行於大腿後側，最後進入膕窩中央處（路線 2-3、2-4）。這條路線完全走在人體後側，符合太陽經循行於人體後線的特質，因此稱為「膀胱經本線」。

腰背外側支脈從肩膊到腰背部也走在人體後側（路線 3-1），但到了臀部轉偏外側，通過外側的髖關節，再經大腿外側後緣（路線 3-2），這條路線已經偏離膀胱經的後線特質，屬於足太陽經與

足少陽經共管區域，因此稱為「膀胱經側線」，最後與「膀胱經本線」合於膕窩中央處。將會在下肢部討論。

以上可知，本經在腰背部循行以雙線並行來涵蓋肩胛骨內側緣與脊椎之間的區域，肩胛骨及其外側區域則由手太陽小腸經所包覆，手足太陽經攜手完全包覆人體背部，正符合太陽分布於人體背面的規律。

膀胱經脈三大循行特色：
成就膀胱經對於人體的四大貢獻

- 主一身之表，與肺經共同防禦人體
- 藏有五臟六腑和相關的背俞穴
- 腰部的重大任務：護腎為本
- 臀部的重大任務：傳宗接代

貢獻一：主一身之表，與肺經共同防禦人體

總論介紹過，《內經》說「傷寒一日，巨陽受之，頭項痛，腰脊強。」膀胱經大面積涵蓋在腰背部（也包括頭項）這個人體最大的陽面，直接抵擋外來邪氣的侵襲，成為體表的第一道防線，所以當邪氣入侵時會出現「頭項痛，腰脊強」這些膀胱經循行所

過部位的病候。肺經也主一身之表，與膀胱經共同管理人體衛氣的敷布（參閱《卷一》肺經），因此本經與肺經聯手成為人體重要的防禦機制。

強壯的膀胱經宛如人體的城牆，責任重大，當然也需要被照顧，平日務必要注意背部的保暖，幫助膀胱經抵禦外邪，才不會讓邪氣輕易入侵導致百病叢生。

貢獻二：藏有五臟六腑和相關的背俞穴

膀胱經為人體最長的經絡，也擁有最多的穴位，高達 67 穴，其中從上背部到臀部就有 39 穴，這些穴位可視為本經在人體背部防禦城牆上的每一個關口，而且都派有重兵駐守。請參閱下頁膀胱經背部穴位圖。

● 精彩的五臟六腑俞穴

不知各位有沒有發現，這些背部穴位名稱常常出現「俞」字？「俞」通「腧」也通「輸」。中醫古代典籍常見這些字互用，它們都代表「穴位」之意，這三個字在本經都以「輸」字來發音。只是背部穴位的「俞」，前面常配有五臟六腑的名字，如心俞、脾俞等，這是在其他經絡穴位很罕見的現象。為何會如此呢？

我常開玩笑說膀胱經是「背景雄厚」的經絡，簡單的說，因

為本經一方面循行路線最長，穴位最多，符合「雄厚」之實；包覆在背部主要區域，符合「背景」之名。

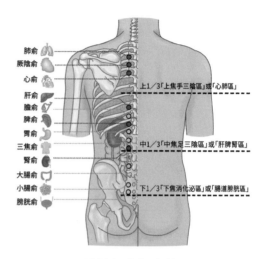

肺俞
厥陰俞
心俞
肝俞
膽俞
脾俞
胃俞
三焦俞
腎俞
大腸俞
小腸俞
膀胱俞

上1／3「上焦手三陰區」或「心肺區」

中1／3「中焦足三陰區」或「肝脾腎區」

下1／3「下焦消化泌區」或「腸道膀胱區」

膀胱經背部穴位圖

從另一角度來說，人體五臟六腑除了腎臟之外，都位於前面的胸腹部，這就像商場的店家，都會朝向人潮最多的馬路敞開迎接來客，而店裡深處通常庫存貨品以便隨時補貨，重要的財物也會藏在這裡，以免被外人輕易窺探或取得，同時也會在後門加裝安全鎖或警鈴，避免有心人士趁隙鑽入，造成人身安全以及財務上的損失。

五臟六腑就像這些店家一樣，位於人體正面以便對外營業，發揮自身功能，至於人體後面則另有玄機，譬如在人體深層設有特殊機制，以期能發揮三項功能：一是調動氣血以補虛瀉實，就像商店補貨或出清庫存一樣；二是儲藏氣血，就像藏有重要的財物一般；三是保護臟腑，不要輕易受傷害，就像警鈴或防盜鎖具備的防衛功能。

而這個特殊機制就是「背俞穴」！

聰明的五臟六腑選擇在功能強大的太陽經「腰背內側支脈」，接近自己臟腑的位置，設立專屬於自己臟腑的穴位。同時為了好辨識，除了心包的背俞穴稱為「厥陰俞」穴之外，其他穴位都加上臟腑的名字，例如心俞就屬於心臟，功能與心臟有關；脾俞就屬於脾臟，功能跟脾臟有關。中醫統稱這些臟腑俞穴為「背俞穴」。

以中醫專業說法，背俞穴為「五臟六腑之氣轉輸於背腰部的腧穴」，在小腸經篇章介紹過「募穴」，募穴是「五臟六腑之氣匯聚於胸腹部的腧穴」，都是內在臟腑將其精氣透露於體表的特定部位，其中俞穴位於背部，特質屬陽，募穴位於胸腹部，特質屬陰。俞穴與募穴都是內在臟腑精氣的呈現部位，所以都能用來診斷臟腑功能以及治療疾病，兩穴並用有著「陰陽屬性相合」及「人體前後部位相對應」的效果，因此傳統針灸配穴法中就有「俞募配穴法」，是歷代醫家愛用的治療方法之一。

背俞穴其實是臟腑位置與功能的縮小版，可借「信箱」及現代手機進一步說明其概念。小小的背俞穴如同五臟六腑設在膀胱經上的信箱，可以透過按壓予以刺激，類似投遞信件給收件者一樣，提供訊息給臟腑以加強功能，就如按壓心俞就能給予心臟適

當的推動力。

　　低調的背俞穴也類似現代手機，手機未啟動時，正面只見一片平滑的表面，此現象與人體背部相同。一旦啟動手機，按壓上面的功能鍵就能啟動相關活動，人體的背俞穴也是如此，只要刺激穴位，就能影響與其相關的臟腑功能。

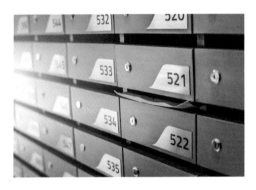
背俞穴類似信箱
可以投遞訊息，加強功能

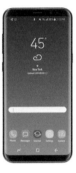
背俞穴類似手機的功能鍵
透過按壓可以啟動功能

　　但人體終究是超級精密的組織，遠勝於信箱或手機，背俞穴不僅被動的接受刺激而已，也會主動反應臟腑功能的異常現象。換句話說，背俞穴兼具診斷與治療的雙向機能，既能反應臟腑狀況，讓醫師做為診斷的參考，並能透過此穴調節臟腑氣血，以達治療目標。

再者從背部屬於太陽經角度來看，《內經》說「巨陽者，諸陽之屬也，其脈連於風府，故為諸陽主氣也」，足太陽膀胱經可以為諸陽主氣，調節全身陽氣。「陰陽和諧」是人體生存之道，臟腑功能本來就非常需要陽氣來推動，但是五臟六腑幾乎都位於陰面的胸腹部，因此精明的臟腑就在最能曬到太陽，吸收陽光最多的背部設置一個穴位，成為自己的窗口，以便吸收大自然陽氣以補充自身的陽氣。古人曾說曬肚子是在曬肚裡的書籍典墨，中醫則說曬背部是在補充臟腑的陽氣，可見多曬太陽準沒錯。

最後從與膀胱經相表裡的腎經角度來看，腎臟藏有人體最珍貴的「精氣」，必要時會輸送給其他臟腑組織器官使用。腎臟透過膀胱經背俞穴，一方面隨時偵測五臟六腑的功能，了解現況和需求，另方面經由背俞穴將精氣輸送到位，既迅速又便利。

● **與臟腑背俞穴並列的穴位，可加強相對應的臟腑功能**

人體有五臟六腑，再加上心包成為 12 個臟腑，總共 12 個背俞穴。前面說膀胱經腰背部有 39 個穴位，其他的 27 個穴位具有什麼特色呢？

前面介紹過，本經背部經脈分布規律為：中間是脊椎，為督脈所過；向外旁開 1.5 寸是「腰背內側支脈」，五臟六腑背俞穴皆位於此支脈上；向外旁開 3.0 寸是「腰背外側支脈」，上面也有許

多穴位。

督脈及內側／外側支脈上的穴位分布及名稱都有深意。簡言之，這三條經脈以腰背內側支脈上五臟六腑背俞穴為中心，其餘兩經上的穴位都與臟腑背俞穴並排，位於外側「腰背外側支脈」的穴位名稱，透露出與其相對應臟腑所藏的神志功能為主，位於內側「督脈」的穴位名稱則多著重於臟腑功能，例如：

● 心藏神，外側支脈與心俞並排者為「神堂」穴，督脈與其並列者為「神道」穴，都符合心主神志的功能；

● 肝藏魂，外側支脈與肝俞並排者為「魂門」穴，督脈與其並列者為「筋縮」穴，與肝藏魂，又主筋相符；

● 脾藏意，外側支脈與脾俞並排者為「意舍」穴，與脾藏意相符；

● 腎藏志，外側支脈與腎俞並排者為「志室」穴，督脈與其並列者為「命門」穴，與腎藏志，又主命門之火相符。

臨床上可取此並列的穴位治療，譬如治療腎病，可取命門、腎俞和志室三穴合用，效果加倍。

● 臟腑背俞穴的定位

中醫對於背部穴位所在位置的傳統算法，是從胸椎數到骶骨（個人習慣稱「薦椎」）共 21 椎，包括了 12 節胸椎、5 節腰椎，

和 5 節薦椎合成的薦骨，但中醫在數薦椎時是以薦骨上四對薦後孔為準，所以薦椎為 4 節，加總起來才會是 21 椎。

　　督脈穴位位於脊椎棘突下凹陷處，臨床常作為取穴的參考位置。膀胱經腰背內側支脈穴位在督脈所在之處旁開 1.5 寸處，但在薦椎處另有 4 對位於薦後孔的穴位，通稱「八髎穴」，位置比較靠近中線，與其他穴位位置不同，腰背外側支脈穴位則位於脊椎正中旁開 3 寸處。

　　為了方便記憶臟腑背俞穴的位置，下面提供結合椎數的口訣：

　　第一大杼二風門，三椎肺俞四厥陰，心五督六膈俞七，九肝十膽仔細分。
　　十一脾俞十二胃，十三三焦十四腎，十五氣海六大腸，七八關元小腸分。
　　十九膀胱廿中膂，二十一椎白環俞。

　　現將相關穴位位置整理如下表，並將臟腑背俞穴以紅色標示，較易看出排列順序大致符合實質臟腑的位置，以及彼此之間的關係。

膀胱經穴位			位置		督脈穴位
腰背外側支脈	腰背內側支脈		中醫數椎法	現代脊椎數	脊椎正中
	大杼穴		一	胸椎一	陶道穴
附分穴	風門穴		二	胸椎二	
魄戶穴	肺俞穴		三	胸椎三	身柱穴
膏肓俞穴	厥陰俞穴		四	胸椎四	
神堂穴	心俞穴		五	胸椎五	神道穴
譩譆穴	督俞穴		六	胸椎六	靈台穴
膈關穴	膈俞穴		七	胸椎七	至陽穴
			八	胸椎八	
魂門穴	肝俞穴		九	胸椎九	筋縮穴
陽綱穴	膽俞穴		十	胸椎十	中樞穴
意舍穴	脾俞穴		十一	胸椎十一	脊中穴
胃倉穴	胃俞穴		十二	胸椎十二	
肓門穴	三焦俞穴		十三	腰椎一	懸樞穴
志室穴	腎俞穴		十四	腰椎二	命門穴
	氣海俞穴		十五	腰椎三	
	大腸俞穴		十六	腰椎四	腰陽關穴
	關元俞穴		十七	腰椎五	
	小腸俞穴	上髎穴	十八	薦後孔一	
胞肓穴	膀胱俞穴	次髎穴	十九	薦後孔二	
	中膂俞穴	中髎穴	二十	薦後孔三	
秩邊穴	白環俞穴	下髎穴	二一	薦後孔四	
				骶管裂孔	腰俞穴
		會陽穴		尾骨旁	

● 臟腑背俞穴的分區特色

背部與腰部共 21 椎，穴位可分為三區探討，請參閱下圖。

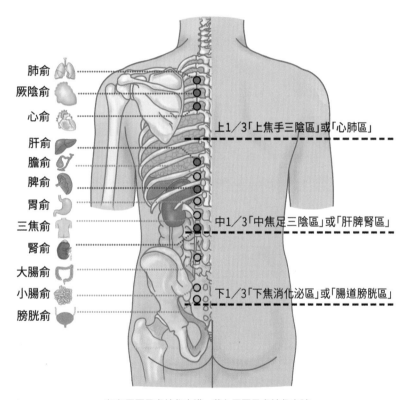

肺俞
厥陰俞
心俞

上1／3「上焦手三陰區」或「心肺區」

肝俞
膽俞
脾俞
胃俞
三焦俞

中1／3「中焦足三陰區」或「肝脾腎區」

腎俞
大腸俞
小腸俞

下1／3「下焦消化泌區」或「腸道膀胱區」

膀胱俞

紅色圓圈及虛線代表臟，藍色圓圈及虛線代表腑

背俞穴對應五臟六腑圖

● **1-7 椎屬於上 1/3 部位：**主要背俞穴為肺俞、厥陰俞與心俞，與手三陰經所連屬的肺臟、心包與心臟相同，故此區可視為「上焦手三陰區」或「心肺區」。另外，由於本經直接通過膏肓部位，還有「膏肓穴」，所以也是臨床上常用來補勞損、復體能的特殊部位。現代人常於此區出現疼痛現象，俗稱「膏肓痛」，由於「心肺區」深層為心肺所在的胸廓，針刺此區時，若操作不當很容易導致氣胸，《卷二》大腸經介紹過，大腸經經筋通過膏肓區，可選用遠端的大腸經穴位手三里穴來改善膏肓痛症狀，安全又有效。

● **8-14 椎屬於中 1/3 部位：**主要背俞穴為肝、膽、脾、胃、三焦與腎俞，包括足三陰經所連屬脾臟、肝臟和腎臟，故此區可視為「中焦足三陰區」或「肝脾腎區」。

● **15-21 椎屬於下 1/3 部位：**主要背俞穴為大腸、小腸與膀胱俞，以消化與泌尿系統為主，也跟小腸「泌別清濁」之後，水液與糟粕的排出有關，故此區可視為「下焦消化泌尿區」或「腸道膀胱區」。

此外，膀胱經背俞穴的排列順序富含許多中醫重要的法則和邏輯。有興趣的讀者可參閱本書附錄的論文〈膀胱經背俞穴的臨床意義〉。個人有關這篇論文的初步想法與初稿在十幾年前已然成形，但好事多磨，後來幸運地由心思與手寫工夫都犀利的陳怡

真醫師撰寫完成，十年總算磨得一劍，內容非常精彩，不可不讀。

　　本經在背部循行如此精彩，而且非常符合經濟效益，就像現代大廈樓下都設有一排信箱（背俞穴），郵差在此能將所有信件投擲完畢，不必像過去老舊公寓，得每層樓按鈴送件。人體也是如此，五臟六腑在膀胱經設立如此集中的「服務窗口」，真的超級「便民」，加上腰背部一片平坦，很適合應用按摩、拔罐、刮痧，以及夏天的三伏貼，透過這些簡單的方法就能同時疏通五臟六腑背俞穴，調節全身臟腑機能，當然事半功倍。

貢獻三：腰部的重大任務：護腎為本

　　路線 2-2 入循膂，絡腎，屬膀胱為本經唯一的「體腔內部路線」。參酌前面穴位圖及背俞穴特性分析，這條體腔內路線極有可能是從 14 椎的腎俞穴特地轉向穿越深層肌肉，進入體腔，連結腎與膀胱。

　　依據現代解剖概念，腎臟大致位於第 12 胸椎至第 3 腰椎（即中醫的 12 椎到 15 椎）之間，因為右側有肝臟，右腎的位置比左腎低，膀胱則位於骨盆之內。請參閱下頁圖。

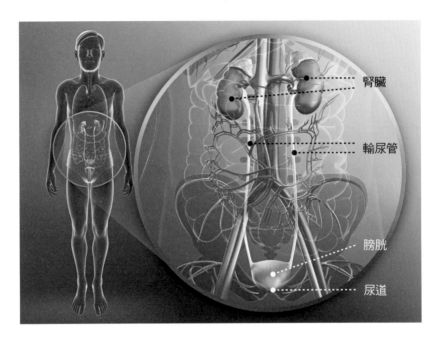

腎臟

輸尿管

膀胱

尿道

腎臟與膀胱的解剖位置圖

　　據此推論，體腔內部路線從背部腎俞穴進入體腔，連絡相表裡的腎臟之後，經過輸尿管，再下行連屬自己的膀胱腑及尿道，如此就完成連結整體泌尿系統的任務。

　　本經在腰部的循行很像圖釘，淺層肌群類似圖釘上方的圓圈，固定在體表；體腔內部路線類似圖釘下方的尖針，進入體內連結臟腑。

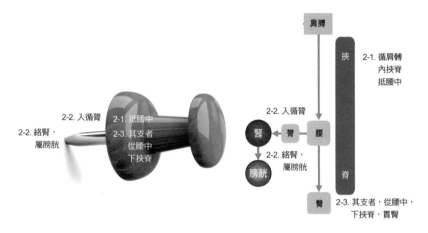

本經「尖針」所刺入的部位為 14 椎下方，與此對應的是督脈「命門穴」，膀胱經是「腎俞穴」，顧名思義都以腎臟為核心，可見 14 椎是腎臟重要的反應區，而膀胱經自己的背俞穴「膀胱俞穴」則位於接近膀胱實質位置的 19 椎下。

本經內側支脈雖然在腰部轉入體腔，但從原文「抵腰中，入循膂」和「其支者，從腰中，下挾脊」可看出本經在 14 椎的淺層肌群循行路線，並未被體腔路線中斷，仍無縫接軌的形成一條連線。

上述內容說明膀胱經的體腔內部路線主要連結相表裡臟腑，膀胱經體表路線則以連線形式通過腰中以保護體腔內部路線，當然也包含保護腎臟的功能。在腎經經脈系統中，「足少陰之正，至膕中，別走太陽而合，上至腎，當十四椎出屬帶脈」，腎經經別在 14 椎從腎臟分出帶脈，環繞身體一圈，再度印證 14 椎是腎

臟功能反應區之外，此處為帶脈所出部位，對於人體縱行經脈的管理具有極為重要功能，詳情參閱《卷三》脾經和《卷六》腎經。

貢獻四：臀部的重大任務：傳宗接代

依據本經循行來看，臀部有二條路線，一條是從腰背內側支脈延伸而來「2-3 其支者，從腰中，下挾脊，貫臀」，另一條是從腰背外側支脈延伸而來「3-2 過髀樞，循髀外後廉」。然而參酌經穴圖會發現，本經在臀部有三條路線，除了前面所述之外，增加的路線是通過薦椎薦後孔的八髎穴，繼續向下連結尾骨旁邊的合陽穴，再向下經過大腿後側正中線，最後進入膕中。

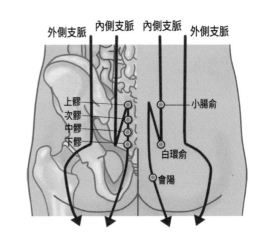

可見腰背內側支脈不是從 21 椎的白環俞直接穿過臀部到下肢，而是轉向更內側，另闢一條與 18 椎小腸俞～ 21 椎白環俞平行的路線，這條路線主要為了經過薦椎的八髎穴和尾骨旁的合陽穴。

薦椎和尾骨是組成骨盆的骨性結構之一，但重視經濟效能的人體，為何要在骨盆後方轉彎，增加一條路線呢？

原因一，前面介紹過，膀胱經在腰部特別保護與其相表裡的腎臟。膀胱經自己的膀胱腑位於骨盆之內，對自己人更該予以強大保護，薦椎和尾骨正是骨盆後方堅固的防護結構，所以除了原有通過「膀胱俞」穴路線之外，再加上一條路線。若將兩側路線合併來看，膀胱所在位置後方就有四條路線，足以呈現膀胱經對於自家人的保護誠意。

原因二，骨盆對於人體有重要意義，因為骨盆裡面有重要的腸道組織、生殖和泌尿器官，攸關自身生命及傳宗接代任務，而且骨盆結構也會影響身體組織及氣血的平衡。既然骨盆如此重要，循行於人體背部的膀胱經也當仁不讓從骨盆後方給予特殊的保護。

3. 下肢部的「高手如雲」路線

本經在下肢部主要循行於陽面後側，從大腿後側經過膝關節後方的膕窩中央處，穿過小腿肌肉中央，循著阿基里斯腱（又稱「跟腱」）外側下行，走在外踝後方，再沿著足背外側緣，最後抵達小趾外側末端，與足少陰腎經相交接。

本區分為「大腿部位」和「小腿及足背部位」說明。

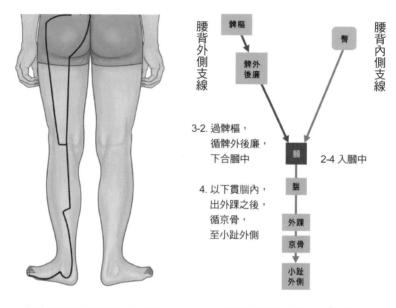

膀胱經脈下肢部循行圖　　　　膀胱經脈下肢部捷運圖

大腿部位：從臀部到膕窩分為
「膀胱經本線」與「膀胱經側線」

　　大腿的實體結構銜接自臀部，大腿後側面積也一樣寬大，加
上具有承擔身體重量的責任，因此承接來自臀部的兩條經脈：

● 腰背內側支脈從腰部下行，穿過臀部，循行於大腿後側，

最後進入膕窩中央處。這條路線走在人體後側，完全符合太陽經循行於人體後線的特質，因此稱為「**膀胱經本線**」。（路線 2-3 其支者，從腰中，下挾脊，貫臀。2-4 入膕中）

● 腰背外側支脈從肩髆到腰背部也走在人體後側，但到臀部轉偏外側，通過外側的髖關節，再經大腿外側後緣，這條路線已經偏離膀胱經的後線特質，屬於足太陽經與足少陽經共管區域，因此稱為「**膀胱經側線**」。（路線 3-1 其支者，從髆內左右別下貫胛，挾脊內。3-2 過髀樞。循髀外後廉，下合膕中）

「膀胱經本線」與「膀胱經側線」最後在膕窩中央的委中穴會合。

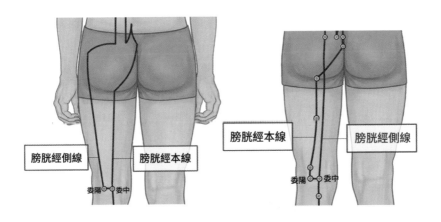

《內經》膀胱經脈大腿部循行圖　　後世的膀胱經大腿部經穴圖

這裡出現一個疑點，依據《內經》原文說法所畫出的循行圖如上頁左圖，膀胱經本線通過大腿中央，直接抵達委中穴，膀胱經側線通過大腿偏外側，在膕窩處向內轉，抵達委中穴。有些後世依據穴位順序所畫的經穴圖如右圖，膀胱經本線從大腿中央逐漸偏向外側，在膕窩處向內轉，會合於委中穴，膀胱經側線通過大腿偏內側，直接抵達委中穴。

個人認為右圖的經穴順序不符《內經》說法。原因有二：

第一，膀胱經在膕窩有兩個穴位，一是位於膕窩中央的「委中穴」，屬於本經的合穴。另一是位於膕窩外側的「委陽穴」，是三焦的下合穴。三焦經是手少陽經，膽經是足少陽經，三焦經與膽經是手足同名經，就像兄弟一般，關係非常密切。

從《內經》循行內文，可看出兩條支脈匯入膕中的路線：

膀胱經主線循行於大腿後側中央，到了膝關節處「路線 2-4 入膕中」，可見主線直接進入膕中的委中穴；

膀胱經側線銜接自外側支脈，外側支脈在臀部交會膽經的環跳穴，然後交棒給膀胱經側線，後續路線都偏於膽經，到了膝關節處「路線 3-2……下合膕中」。委陽穴就位於偏外側的位置，可見側線先連結偏外側的委陽穴，再轉彎向內合入膕中的委中穴。因此無論就同名經或循行部位考量，膀胱經側線應先連結位於外

側的委陽穴，再併入中央的委中穴。

本經外側支脈在臀部交會膽經的環跳穴，是本經在軀幹部位唯一交會穴，從而也讓環跳穴成為兼治少陽與太陽疾病的穴位，依據前述說法，位於膀胱經側線的委陽穴也成為兼治太陽與少陽疾病的穴位，本經在足部還有一個兼治太陽與少陽疾病的穴位「金門穴」，囿於篇幅，無法詳細介紹。

第二，《內經》說「合治內府」，指出每條經脈的合穴都能治療所述臟腑的疾病，這個法則對於隸屬於六腑的陽經尤其重要，內「府」狹義來說是指「六腑」，膀胱經合穴正是位於膕窩中央的委中穴。膀胱經本線銜接自腰背內側支脈，這條既然是膀胱經的主幹，理應直接連結屬於本經合穴的委中穴。

小腿及足背部位：單線且外偏的路線

● **單線**：本部位循行承接來自大腿的兩條經脈，在膝關節後側膕窩中央的委中穴會合成為一條經脈，然後沿著小腿後側下行，穿過小腿後側的腓腸肌（俗稱小腿肚），一路下行到外踝的後方，再沿著腳背的外側緣，最後抵達小趾外側末端，與足少陰腎經相交接。（路線 4 以下貫腨內，出外踝之後，循京骨，至小趾外側）

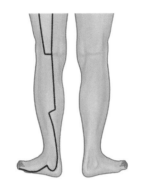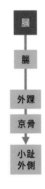

膀胱經脈小腿足背部循行圖　　膀胱經脈小腿足背部捷運圖

● **外偏的路線：**本經自大腿到小腿肌肉都循行於後側中線，但從阿基里斯腱開始轉偏外側，為何如此走向？原因有三：

1. 阿基里斯腱是由小腿後側的腓腸肌和比目魚肌向下融合成為堅強有力的肌腱，最後連接到跟骨後側，所以又稱為「跟腱」，但此肌腱不限於腳跟。人體的經脈系統通常不會直接走在肌腱上，因為肌腱的堅硬特質不利經脈通過，更有礙氣血的輸送，因此經脈多行走於肌腱的旁邊，方便經脈運送氣血。故本經雖然通過小腿肌群的中央，當繼續向下遇到阿基里斯腱時，不會直接通過阿基里斯腱的中央，而選擇經過肌腱的旁邊。

2. 阿基里斯腱是人體後側強大的肌腱組織，通過的經脈也比較多，因此旁邊就有兩條經脈通過，內側是足少陰腎經，外側是足太陽膀胱經，這符合少陰經與太陽經分布在人體後線的規律。

《卷四》心經介紹位於尺側腕屈肌的神門穴可以治療足跟痛，正是依據足少陰腎經和足太陽膀胱經夾行足跟的循行特色。

3. 本經在腰臀部、大腿和小腿肌肉豐厚的部位都可以直接走在後側中央，但是當接下來的小腿下半部及腳部組織越來越縮小，同時還有其他經脈也共享著這片小小區域時，本經勢必要有所收斂，故行於後側偏外處，最後抵達最外側的足小趾。

基於上述三個原因，本經通過小腿肌肉中央之後，就稍微轉向外側，沿著阿基里斯腱的外緣，通過外踝的後方，再循著足背外側緣，抵達小趾外側末端，最後與足少陰腎經相交接。

本經下肢部從臀部下緣的承扶穴到足小趾末梢的至陰穴共有 18 穴，主要分布在小腿（9穴）和足背（6穴）。

小腿從委中穴到承山穴這段路線都走在小腿中央，

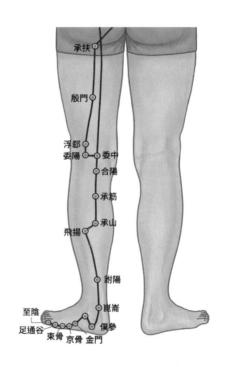

膀胱經小腿足背部經穴圖

小腿後側肌群是腓腸肌和位於其下的比目魚肌所共同組成的小腿三頭肌，是維持人體直立的重要肌肉之一，與人體站、走、跑、跳等各類活動都有重要關聯。本經貫穿腓腸肌（路線 4 以下貫腨內），光是腓腸肌由上而下就有三個穴位（合陽穴到承山穴），可見其重要性，也呼應了病候篇中「主筋之所生病」。

從承山穴沿著腓腸肌下緣向外側下行，與阿基里斯腱外側交會處就是本經的絡穴飛揚穴，經過跗陽穴再沿著跟腱外側下行，通過跟腱與外踝尖之間，跟骨上緣的崑崙穴，向下到跟骨凹陷處的僕參穴，從此轉為足背區，從申脈穴到至陰穴，短短範圍竟有六個穴位，是十二經脈之中，單一經脈穴位分布密度最高者，而且每個穴位都深藏功夫，高手如雲，例如申脈穴是奇經八脈交會穴法中陽蹻脈的交會穴，可以調整軀體兩側張力的不平衡，至陰穴為本經最後一個穴位，是歷代調整胎位不正，可以轉胎的特殊穴位。

整體而言，人體最長的膀胱經很有特色，例如：

1. 本經循行真的是「從頭到腳」，為中醫「頭痛醫腳，腳痛醫頭」治法提供堅實的結構基礎，因此頭面部穴位與足部穴位可以互相治療，如位於眉頭的攢竹穴可以治腰痛，位於足背的京骨

穴可以治眼病。

2. 背部整齊排列的臟腑背俞穴，是五臟六腑的窗口，也是診斷治療的入口，只要在背部施以治療手法就能調整五臟六腑疾病，真的非常經濟實惠。

3. 位於膕窩的委中穴為中醫四總穴「腰背委中求」，擅於治療腰背疾病，加上太陽經的陽氣聚集於此，本穴又稱為「血郄」，即血氣深集之處，自古就有在此處拍痧出血以活血通絡，透散邪熱的經驗，對治中暑特別有效，可配合肘窩一起拍痧，效果加倍。

4. 膀胱經上的穴位當然能治療局部病症，如位於眼內眥的睛明穴可治眼病，位於腰部的腎俞穴可治腰痛，若能以局部穴位配合遠端的穴位療效更佳，如睛明穴加上京骨穴合治眼疾，腎俞穴加上攢竹穴或委中穴合治腰痛等。

經絡循行路線長，家族成員龐大，個個身懷絕技的膀胱經，治療疾病完全可以不假外人，由自家人同心協力即可達成目標，也難怪膀胱經系統一直是專業中醫師和民俗療法從業人員喜歡應用的經絡，因為只要在頭部、腰背及小腿施治，就能達到全身治療的效果。

足太陽膀胱經脈──病候

膀胱經脈病候 《內經》原文	說明
是動則病：	本經經脈異常時就會出現：
衝頭痛，目似脫，項如拔，脊痛，腰似折，髀不可以曲，膕如結，腨如裂	氣上衝頭而有重痛感，眼睛腫痛好像要脫落，項部緊繃宛如被拔扯，脊背疼痛，腰像是要折斷，大腿的股關節難以彎曲，膝蓋後側膕窩緊腫如有結塊，小腿腓腸肌腫硬如要裂開
是為踝厥	腳踝氣血阻逆，出現厥冷、麻木、痠痛等症
是主筋之所生病者：	主治有關筋方面的疾病：
痔、瘧	痔疾、瘧疾
狂、癲疾、頭囟項痛、目黃、淚出、鼽衄	神智異常的狂症，癲癇、頭部囟門及項部疼痛，眼黃或視力下降、眼睛流淚、鼻塞打噴嚏流鼻水（鼽音球。意思是突然和反覆發作鼻癢、打噴嚏、流鼻水、鼻塞的鼻病）流鼻血（衄音ㄋㄩ、。意思是鼻子出血）
項、背、腰、尻、膕、腨、腳皆痛，小趾不用	後項、背部、腰部、薦椎及尾骨、膕窩、腓腸肌、腳部等都疼痛，足小趾難以活動

表格說明：
白色區塊代表「是動病」，淺黃色區塊代表「所生病」。

膀胱經脈病候都與循行部位有關，具有二個特色：

第一、疼痛強度及肢體筋肉緊硬程度為十二經脈之最。

第二、特殊的主筋之所生病。

關於第一項特色「疼痛強度及肢體筋肉緊硬程度」，以下依據病位分為二類：

● **頭面五官病**：是動病以強烈疼痛為主，單獨看衝頭痛這種劇烈頭痛，類似顱內壓升高、腦血管病變或腦瘤等症狀，但若加上眼睛腫痛到好像要脫落的「目似脫」，則也可能是眼壓高所致。無論顱內壓或眼壓異常，都與膀胱經入絡腦，以及膀胱與腎主管水液功能異常有關。

所生病的痛感較緩，多以功能失調為主。例如精神異常的狂躁、癲症，頭囟及項部疼痛，五官病候的眼白發黃或視力下降（在《卷二》大腸經篇章有說明）、流目油、鼻塞、打噴嚏、流鼻水或流鼻血等，這些病候都與循行所過部位功能異常有關。

● **肢體病**：是動病從其使用字眼來看，如：項如「拔」，腰似「折」，膕如「結」，腨如「裂」等，小腸經脈病候也有「肩似拔，臑似折」，病情與本經相似，可見手足太陽經為人體所承擔之重責，因為這些都是局部筋脈出現嚴重拘急或腫緊等異常結構，此類結構除了產生劇烈疼痛外，還有軀體被嚴重糾結、扭曲、

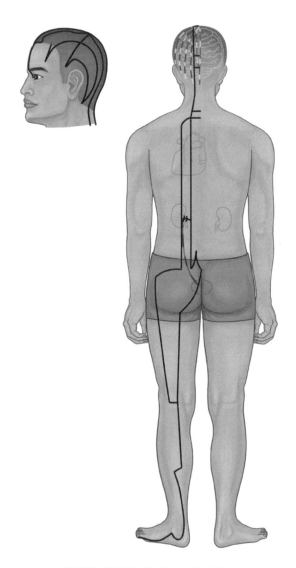

膀胱經脈循行與主要病候對照圖

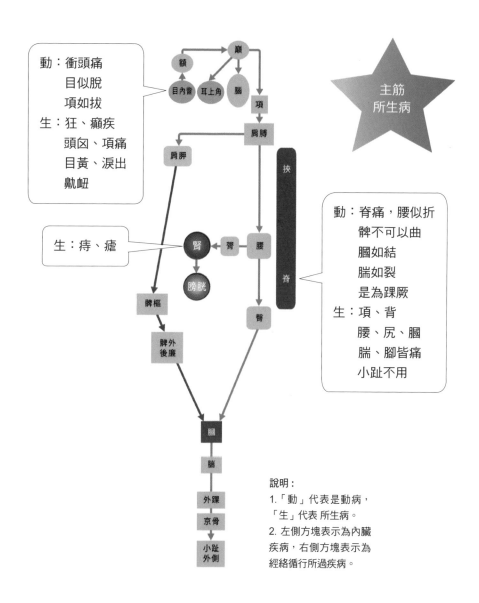

動：衝頭痛
　　目似脫
　　項如拔
生：狂、癲疾
　　頭囟、項痛
　　目黃、淚出
　　鼽衄

巔

額

目內眥　耳上角　腦

項

肩髆

主筋
所生病

肩胛

挾

生：痔、瘧

腎

臀　腰

膀胱

脊

髀樞

尻

動：脊痛，腰似折
　　髀不可以曲
　　膕如結
　　腨如裂
　　是為踝厥
生：項、背
　　腰、尻、膕
　　腨、腳皆痛
　　小趾不用

髀外
後廉

膕

腨

外踝

京骨

小趾
外側

說明：
1.「動」代表是動病，
「生」代表 所生病。
2. 左側方塊表示為內臟
疾病，右側方塊表示為
經絡循行所過疾病。

活動度明顯侷限，才會有好似被拔起、被折斷、變成結塊以及快要爆裂的感覺。

所生病從項、背、腰、尻、膕、腨、腳皆痛，小趾不靈活，相對於是動病，其症狀緩和多了，比較是一般性的疼痛及靈活度差。

本經病候還有痔疾和瘧疾，痔疾與本經經別「別入於肛」有關，經別篇會介紹。瘧疾的特質與少陽經關係密切，且留到膽經再討論。

關於第二項特色「特殊的主筋之所生病」，看到「筋」很容易聯想到「肝膽主筋」中醫理論，可是在十二經絡系統中，膽經病候不主筋，卻主骨之所生病。剛開始學中醫，讀到這裡還以為是誤植，查看其他書籍之後，確定本經確實主筋之所生病。

明朝大醫家張介賓先生解釋說：「周身筋脈唯足太陽為多為巨。其下者結於踵，結於腨，結於膕，結於臀。其上者，挾腰脊，絡肩項，上頭為目上綱，下結於頄。故凡為攣、為弛、為反張戴眼之類，皆足太陽之水虧，而主筋所生病者。」足太陽經筋最長，分布最廣，足太陽與足少陰相表裡而屬水，水虧則經筋失養，容易出現『筋』病。

上述內容有兩個重點：

1.膀胱經經筋分布在身體筋脈的數量最多，型態也比較巨大。

2.當身體筋膜出現攣急或鬆弛的異常張力時，多與膀胱和腎主水功能異常有關，水不足導致膀胱經經筋失去濡養，才會出現筋病。

由於本經主筋之所生病與經筋循行關係密切，將在經筋篇介紹。

二、足太陽之正（經別）

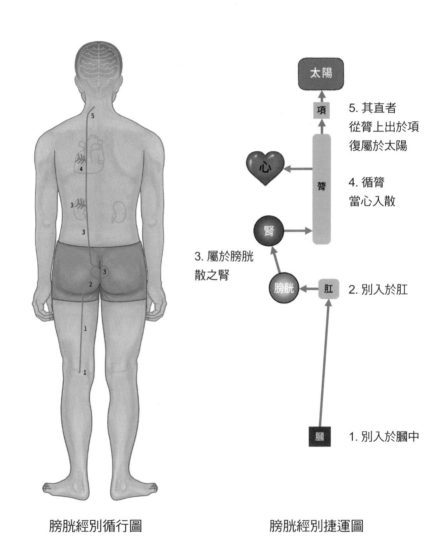

5. 其直者
從膂上出於項
復屬於太陽

4. 循膂
當心入散

3. 屬於膀胱
散之腎

2. 別入於肛

1. 別入於膕中

膀胱經別循行圖　　　　　　膀胱經別捷運圖

膀胱經別──循行特色：胱腎心別線

膀胱經別 《內經》原文	說明
5. 其直者，從膂上出於項，復屬於太陽	直行支脈，循著脊柱兩旁肌肉繼續上行，到了項部淺出，最後又歸入足太陽膀胱經脈
4. 循膂，當心入散	從腎臟走出向外，循著脊柱兩旁肌肉，到達心臟部位時，進入並散布於心臟
3. 屬於膀胱，散之腎	向前屬於膀胱，再向上散絡於腎臟
2. 其一道下尻五寸，別入於肛	一條分支，從薦椎下方 5 寸處分出，進入肛門
1. 別入於膕中	本經經別從經脈分出，進入膕窩中央上行

表格說明：
1. 編號代表經脈流動的方向和順序。
2. 粉色區塊代表循行體腔內，白色區塊代表循行在四肢及頭面部位。

　　本經別循行有兩大特色：1. 淺出又深入，2. 連結三臟腑，可簡稱為「**胱腎心別線**」。

　　1.「淺出又深入」：首先進入膕窩中央上行。第一深入點：進入肛門，向前入到膀胱，再上到腎臟；第一淺出點：從腎臟淺出到膂；第二深入點：循膂向上到了心臟區域，就轉而進入分布於心臟；第二淺出點：從心臟淺出到膂，循膂向上出於項部，最後合入膀胱經脈。

2.「連結三臟腑」：本經別兩個深入點是為了連結肛門及重要臟腑。第一深入點連結肛門、膀胱和腎臟，第二深入點連結心臟。

第一深入點連結肛門、膀胱和腎臟，產生「泄殖腔」特殊功能

本經別「下尻五寸，別入於肛」循行讓膀胱經掌控前陰與後陰，當然也可管理大便和小便。膀胱經別掌管前後二陰的特質，也與「泄殖腔」有關。

前後二陰包括前陰的尿道和生殖道、後陰的肛門，都是身體對外的出口。自然界中某些動物的直腸末端較大，因此尿道和性腺就開口在腸道，形成了一個消化、排尿、生殖功能三者共用的小腔，稱為「泄殖腔」，顧名思義就是排泄與生殖共用的小腔，兼具了尿道、腸道及生殖道功能。人類在胚胎時期也有原始的胚胎泄殖腔，發育過程中就慢慢的分化出前陰與後陰。

膀胱經別保留了泄殖腔的結構與功能，這個特色也反映在膀胱經穴位主治特色上，除了維持小便功能之外，位於小腿肚的承山穴還可治療便秘，位於小足趾末梢的至陰穴可以調整胎位不正，這些能力都與本經別循行「別入於肛」有關。

本經別循行先到膀胱再到腎，雖與經脈方向相反，仍能加強表裡臟腑的連結關係。腎臟主管人體的骨和髓，腦為髓海，當然

也歸腎所管。但腎經系統並未進入腦部，而是透過膀胱經別在項部合入膀胱經脈，如此一來，就可以搭膀胱經的便車入絡腦去管理腦部機能。

　　腎經經脈從腎連膀胱，本經別從膀胱連腎，「腎胱雙向道路」都通過人體下陰部，也就是過去「泄殖腔」所在處。因此本經經脈連結膀胱與腎跟排尿功能有關，本經別連結肛門跟排便功能有關，也為「腎司二陰及二便」建立經絡連線。此部分於《卷六》腎經說明。

第二深入點再連結心臟，在膀胱與腎原有關係中再加入心，對於維持人體生命機能有重要意義

● 新增 - 膀胱與心臟的關係

　　足三陽經的經別都連至心臟，以便心臟可從遠端管理其功能。本經經別與心臟建立新的連線，從人體經濟學角度來說，膀胱經這條「背景雄厚」的經絡系統，透過本經別連結心，讓君主之官的心臟擁有直通背部的特權，不僅能直接管理膀胱經，更能享有膀胱經的資源。例如：

　　● 膀胱經與衛陽之氣有關，可加強「心部於表」的人體防禦機制。

膀胱經為諸陽主氣，也主管衛氣的敷布。心為人體之太陽，「心部於表」主導人體防禦機制，雖然心臟能量十足，但日常生活中經常損耗，因此也須依靠足太陽經提供旺盛的衛陽之氣。

《傷寒論》中指出風寒邪氣侵襲人體，首先出現病證為「太陽之為病，脈浮，頭項強痛而惡寒。」中醫稱為「太陽提綱證」。其中「**脈浮**」，代表邪氣還在體表，膀胱經主一身之表；「**頭項強痛而惡寒**」則是說明頭項正是膀胱經所過部位，寒主收引，寒邪入侵膀胱經，導致頭項肌肉出現僵硬疼痛症狀；膀胱經為諸陽主氣，陽氣被寒氣抑遏，故有惡寒現象。可見「太陽提綱證」的病性與病位完全與膀胱經相符。

在《卷四》心經介紹過《傷寒論》天下第一方「桂枝湯」的祖方為桂枝甘草湯，呈現「心部於表」的特質。桂枝歸心、肺、膀胱經，配合甘草，僅僅兩味藥就成為溫補心臟陽氣，提供人體防禦病邪能力的重要組合，由此可見經方組方的厲害之處，而桂枝正是心經與膀胱經聯手防禦外邪的代表藥。

● 心主管五臟六腑機能，膀胱經背部並排的臟腑背俞穴，讓心臟便於管理，可以事半功倍。

● 心之華在面，心經在面部主要連結目內眥和目系，膀胱經起於目內眥又入絡腦，兩經協力，加強對於眼睛的滋養與管理。

● 膀胱經入絡腦，心主神志，透過膀胱經抵達腦部，更有效管理神志。本經經脈病候的狂癲疾病，也與心主神志失常有關。

● 排尿功能方面，膀胱是在腎臟的指揮下管理排尿，腎陽足則能氣化水液成為尿液。透過本經經別與心的連結，心主神志對於排尿也有影響。大家都有情緒影響小便的經驗吧！臨床上遇到許多中老年婦女，常出現尿急、尿頻、夜尿、急迫性尿失禁等現代稱為「膀胱過動症」症狀，多數患者都有情緒容易緊張、心神不安的個性特質，中醫治療時會加強安定神志以改善症狀。

膀胱與心臟之間還有通經關係，五門十變法中的「丁壬合化木」就是心與膀胱相通。有興趣的讀者可參閱《醫道精要》（橡實出版）。

● <u>加強 - 腎臟與心臟的關係</u>

《卷四》心經介紹過心與腎之間有著非常特殊的關係，如互相對立的上下關係、水火關係等，互相合作的心腎相交關係等。人體為了維持心與腎的功能，在人體的前面和後面都建立連線：人體前線為腎經經脈「從肺出，絡心，注胸中」，人體後線為膀胱經別直接連結腎臟與心臟，如此嚴密的設計也僅存在攸關生存的心臟與腎臟之間。

心與腎的關係若能「心腎相交」則可維持人體正常生理機能，若「心腎不交」則百病叢生，最常見的就是失眠。臨床上許多失眠患者都兼有頭部及頸項肌肉僵硬，這種狀況源於本經經別連結心腎之外，還連結膂和項部，所以頭部及頸項肌肉異常反過來也會影響心腎的關係而出現睡眠障礙。

　　本經經別連結心腎方式也非常特別：【散】之腎，當心入【散】。此處的「散」字有散布之意，也就是說本經別不是以單點方式連結，而是大面積、全面性的散布方式連結心腎兩臟，目的是為了從人體背部提供心腎兩臟周全的保護，並確保膀胱經所輸送的陽氣能直接送貨到府，維持心腎功能正常。這種連結方式不僅展現出膀胱經的霸氣與能力，並串連了聚餐團隊主要成員，以呈現人體對於心腎兩臟的重視。

　　本經別從背部進入三個臟腑的位置，剛好都位於經脈篇臟腑背俞穴分區特色的上中下三區內：
- 當心入散：在第五椎的心俞穴，位於上 1/3「心肺區」；
- 散之腎：在第十四椎的腎俞穴，位於中 1/3「肝脾腎區」；
- 屬於膀胱：在第十九椎的膀胱俞穴，位於下 1/3「腸道膀胱區」。

只要掌握這三個進入臟腑的背俞穴就能掌控全部的背俞穴，膀胱經別真的很聰明，也具有「公平」和「平衡」的概念喔！

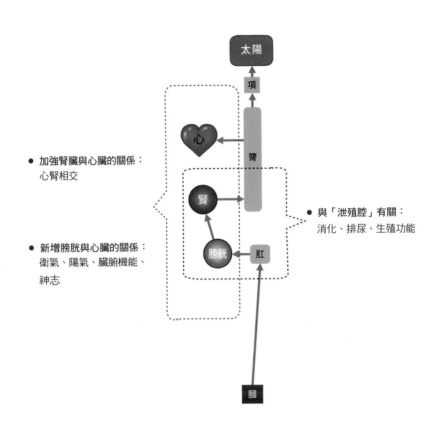

- 加強腎臟與心臟的關係：
  心腎相交

- 新增膀胱與心臟的關係：
  衛氣、陽氣、臟腑機能、
  神志

- 與「泄殖腔」有關：
  消化、排尿、生殖功能

三、足太陽之別（絡脈）

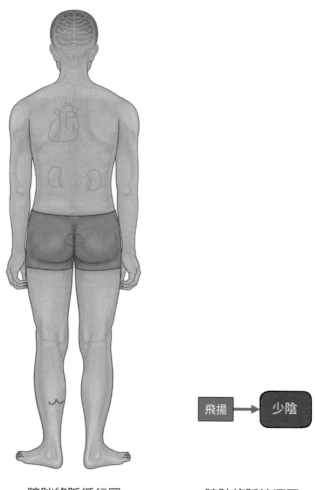

膀胱絡脈循行圖　　　　　　膀胱絡脈捷運圖

	膀胱絡脈 《內經》原文	說 明
循行	名曰飛揚 去踝七寸，別走少陰	足太陽經別出的絡脈，叫做飛揚 從外踝關節上七寸處分出，別行進入足少陰腎經
病候	實，則鼽窒，頭背痛	實證，則會出現打噴嚏、流鼻水、鼻塞（鼽音球，意思是突然和反覆發作鼻癢、打噴嚏、流鼻水、鼻塞的鼻病）以及頭背部疼痛
	虛，則鼽衄	虛證，則會出現打噴嚏、流鼻水、流鼻血

膀胱絡脈──循行特色

本經絡脈是超級「省話一哥」，且是十二絡脈系統中循行內容最少的。何以如此？

這個情況跟社會上名門望族的現象類似。這些望族的權勢和財富眾所皆知，家族成員在交際場合只要說出姓氏，不必多說，大家馬上將之與家族勢力聯想在一起。本經絡脈正是如此。膀胱經家族的龐大勢力在經脈和經筋中已充分展現，本經絡脈只需輕輕的「四兩撥千斤」，立刻與家族勢力相牽連。

依據中醫理論，絡脈功能在於加強相表裡經脈的連結關係。本絡脈就在小腿外側外踝向上 7 寸，承山外下方 1 寸，阿基里斯腱與腓腸肌交會處外側的飛揚穴分出，向內連結位於小腿內側的

足少陰腎經。

剛開始撰寫本系列書時，因為每條經絡的難度不同，無法按著經絡循行順序寫作。我先從較易入門的手經著手，手經的絡脈循行依據原文推衍即可。膀胱經絡脈是當時寫的第一條足經絡脈，原本很開心地順著手經絡脈邏輯推論，寫著寫著卻突然卡關！

前後思量，發現足經絡脈在連結相表裡經脈時還有人體結構上的考量。相表裡經脈通常位在四肢的相對位置，譬如太陰經與陽明經分別位在陰面與陽面的前線，厥陰與少陽分別位在陰面與陽面的中線，少陰與太陽分別位在陰面與陽面的後線。

再參考《內經》的說法，經脈多循行於人體深部，為縱行路線，絡脈多分布在人體較淺的部位，為橫向分布。絡脈從絡穴出發去連接對面的表裡經，依據絡脈多分布在較淺部位的規律，不太可能直接穿過肌肉層到對面，反而比較可能通過表面的肌群到對側，這樣既符合絡脈的循行特性，又顧及絡脈高度安全的需求。

絡脈這條繞行的路線，看似比直接穿越到對面遠了些，有點不符經濟效益。其實不然！因為「凡走過必留下痕跡」，絡脈這些橫向而淺層的道路，經過的範圍更廣、連結更多的經脈與部位，

反而凝聚更大的效力！有關絡脈的循行可參閱《卷二》胃經絡脈篇。

回歸《內經》理論及人體結構，膀胱經絡脈循行「去踝七寸，別走少陰」，應該不會採取直接穿過腓腸肌的方式連結腎經，最可能的方式就如胃經絡脈一樣，繞過小腿後側肌群，再連結腎經，我稱此為「走後門」路線。

「走後門」好處多多。首先，保護絡脈免於損傷。小腿肌群是活動頻繁的肌肉，若直接穿越很容易損傷。

其次，本絡脈選擇以W型走向，與經脈方向相反，從飛揚穴開始沿著腓腸肌向上經過承山穴，再向下轉行於內側，在阿基里斯腱與腓腸肌交會處內側緣連結腎經經脈。小腿後側的肌群主要有腓腸肌和比目魚肌，合稱「小腿三頭肌」，承山穴位於小腿制高點，控制小腿三頭肌的活動，本絡脈反向經過承山穴再到小腿內側，讓膀胱經得以全面控制小腿三頭肌的外側、中央與內側肌群，本經經筋還在小腿部位特地分出兩條支脈來涵蓋保護。

本絡脈與腎經的交會點，臨床上我們常用來治療腎經與膀胱經兩經疾病，是好用的穴位，但沒有穴名，因其位置與飛揚穴正相對又偏於內側，我們稱之為「內飛揚穴」。

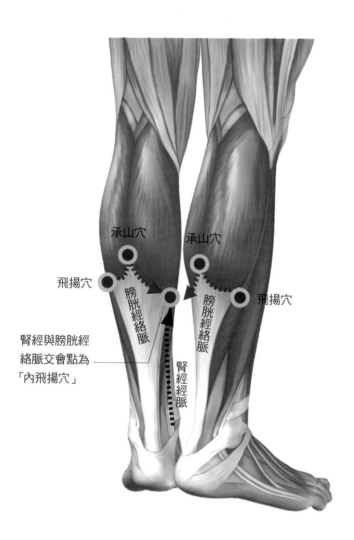

承山穴

承山穴

飛揚穴

飛揚穴

膀胱經絡脈

膀胱經絡脈

腎經與膀胱經
絡脈交會點為
「內飛揚穴」

腎經經絡脈

膀胱絡脈——病候

本絡脈病候以頭面症狀為主，然而無論是頭背痛和鼻病，都是膀胱經脈所生病部分病候的濃縮版。透過絡脈的連結，不僅加強了膀胱經本身的頭背疾病和鼻病關係，還加入了腎臟主水及小便的特質。因此本經絡脈有三個特色：一、來自膀胱經本身特色，二、來自表裡經腎經的特色，三、藉由鼻病呈現與肺經相關特色。

膀胱絡脈三項常見病候：

1. 頭背痛：除了本經之外，肺經經脈病候的氣盛有餘或氣虛都有肩背痛。肺經與膀胱經都主一身之表，也與衛氣敷布全身有關，因此頭背痛及肩背痛都隱含著與衛表之氣功能異常有關。

2. 鼻病：十二經脈病候中，鼽窒和鼽衄代表所有鼻部疾病。「鼽」是突然和反覆發作的鼻子癢、打噴嚏、流鼻水、鼻塞等症狀，類似現代的過敏性鼻炎。鼽窒強調鼻塞，鼽衄則還流鼻血，都是過敏性鼻炎兼有的症狀。實證多因風寒阻滯經脈，因此出現氣血不通的頭背痛以及鼻過敏和鼻塞等症。虛證多因久病或自身衛氣不足，氣虛不能攝血，因此出現鼻過敏和流鼻血等症。

「鼽窒」出現在本經絡脈病候，「鼽衄」出現在大腸經、胃經、膀胱經脈與絡脈病候中，這三條經絡系統循行都經過鼻部。膀胱

經系統病候重複出現鼻病，可見本經對於鼻部的重要性。

除了經絡系統的連結關係外，還有肺開竅於鼻，司呼吸，主一身之氣，膀胱經也透過鼻部與肺經系統建立密切關係。

3. 小便異常：此症狀未見於病候，但從功能上來說，膀胱是泌尿器官，與尿液的氣化和排出有關，一旦功能失常，必然會出現小便異常。

膀胱的泌尿功能還需要其他臟腑的協力才能完成。例如肺為水之上源，通調水道，下輸膀胱，肺經經脈病候有「小便數而欠」及「溺色變」，絡脈有「小便遺數」；腎為水府，掌管全身水液氣化，腎經絡脈病候實證有小便難出的「閉癃」。

膀胱絡脈與肺腎功能有關，也將前述三類症狀連在一起。臨床上鼻病患者，成年者常兼有頭痛、肩背痛，小朋友則兼有尿床情況。

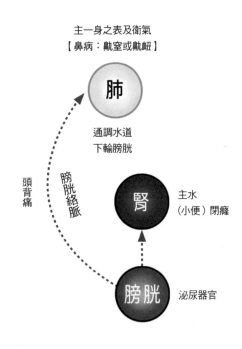

主一身之表及衛氣
【鼻病：鼽窒或鼽衄】

肺

通調水道
下輸膀胱

頭背痛

膀胱絡脈

腎
主水
（小便）閉癃

膀胱　泌尿器官

膀胱絡脈與心臟、腎臟及肺臟關係圖

從另一方面來說，由於膀胱經脈連結鼻部和膀胱，《內經》提到面部望診：「鼻孔外張，膀胱漏泄。」鼻翼過度外張的人，容易出現膀胱無法藏津液而漏尿的現象。為何會出現這種情況呢？我們臨床上觀察鼻病患者，因長期鼻塞只得用力呼吸，導致鼻翼外張、鼻孔變大，還兼有小便異常現象，確實驗證《內經》理論。

曾有一位小學高年級男生來就診，剛開始父母親只提到孩子有嚴重過敏性鼻炎，鼻塞導致頭痛影響學習。隨著鼻部症狀逐漸改善，爸爸才偷偷詢問「中醫有沒有辦法治療尿床？」原來孩子從小就會尿床，即將升入國中還沒改善，為此非常擔憂。我馬上跟家長解釋這個原理，強調只要加強治好鼻炎，尿床也會改善。後續療程果然將鼻病和尿床同時改善，家長非常讚嘆中醫理論的奇妙！後文將會介紹原理。

臨床也治療被西醫診斷為「注意力不足過動症」(ADHD) 的孩子，他們常兼有過敏性鼻炎或慢性鼻竇炎，以及頭痛昏沉的現象，類似本絡脈病候。《卷四》心經總論介紹過「心肺有病，鼻為之不利」，本經經別也散入於心，膀胱經與心肺都有關，心肺功能不佳當然會影響鼻子功能；四對鼻竇位於頭顱，其中額竇正位於膀胱經脈所過部位，加上膀胱經脈入絡腦，與嗅覺和情緒都有關。

現在的孩童較少在戶外活動，長時間都待在室內，精力無法發洩，汗出不暢，毛孔容易阻塞，體溫調節功能差，都很怕熱，喜歡躲在冷氣間及喝冷飲，符合中醫所說的「形寒飲冷傷肺」，當然容易鼻塞。長期鼻塞的孩子心肺功能差，呼吸不順暢，容易疲倦，加上頭腦脹痛昏沉，情緒當然煩躁難安，記憶力和專注力變差，所以才會頻頻想起身來活動！身為大人的我們，若能設身處地為孩子著想，體會他們的感受，理解孩子的難處，也許就不會急著將孩子貼上「過動兒」的標籤，可以嘗試給孩子不同的治療機會，譬如可讓中醫師從病本角度來加以治療。

 ## 中醫師不傳之祕：
膀胱經絡穴飛陽穴是治療鼻病的專穴

　　本經絡脈循行精簡，只在小腿部連結腎經，而在病候中透露本絡脈對於鼻病的重要性，這是為了呈現「飛揚穴為鼻病專穴」。

　　在膀胱經絡四大系統之中，只有經脈和經筋循行抵達鼻部，有關鼻病病候出現在經脈和絡脈，可見經脈是有關鼻部循行和病候最完整的系統。請參閱下表。

	經脈	經別	絡脈	經筋
循行	起於目內眥，上額，交巔（參考胃經經脈：起於鼻之交頞中，旁納太陽之脈）	—	—	其直者，結於枕骨，上頭，下顏，結於鼻
病候	鼽衄	—	鼽窒、鼽衄	—

　　雖然經筋病候與鼻病無關，但膀胱經的經脈和經筋在面部循行都與現代解剖的鼻竇相當接近。

　　人體有四對鼻竇位於頭顱與顏面骨之內，鼻腔周圍充滿空氣的四對空腔，均開口通往鼻腔內，主要功能是保持鼻腔的濕潤並過濾空氣。

　　四對鼻竇都與膀胱經相對應，請參閱下表。鼻部成為膀胱經循行的一大重點。

		額竇	篩竇	蝶竇	上頜竇
解剖位置		位於前額	兩眼球之間	顱底處，鼻與眼睛之間較深處	顴骨後方
膀胱經系統	經脈	上額	起於目內眥	入絡腦	
	經筋				下結於頄*……邪上出於頄

＊ 中醫稱顴骨為「頄」。

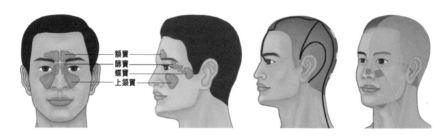

鼻竇位置圖　　　　　　　　　膀胱經脈 & 經筋頭面部循行圖

　　總論介紹過，膀胱經系統保留人類演化過程中歷經爬蟲類的身體結構，所以透過鱷魚更能理解膀胱經對於鼻部的重視。膀胱經系統以頭面五官和背部為主，從現代人類結構來看，頭面部與背部呈直角關係；從鱷魚結構來看，其長長扁扁的頭面五官部位與身體背部幾乎成一直線，鼻子位置最遠且非常突出。對於循行「從頭到腳」的膀胱經而言，要保護頭面部，當然要從最遠的鼻子開始。

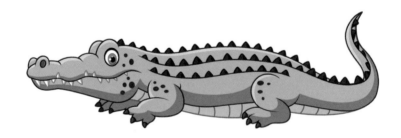

鱷魚的頭面五官與背部幾乎成一直線，鼻子位置最遠且突出

本絡脈的飛揚穴因此成為鼻病專穴。臨床常使用原絡配穴法，配合相表裡的腎經原穴太溪穴，既可通鼻竅又可收鼻水，對於鼻塞且嚴重流鼻水者立即見效。

　　《卷一》肺經總論介紹過，原核生物是最原始的生物，如細菌和藍綠藻等，都是在溫暖的水中發生，所以有「生命來自水」一說。身為首發經絡的肺，似乎記載了生命起源於水，並適應水中生活，在水中呼吸的歷程，由此推知肺具有水液代謝的能力。肺主皮毛及衛氣，又開竅於鼻，與膀胱經特質完全相符，因此膀胱經特別重視鼻部。膀胱與腎相表裡，功能又與肺相呼應，再加上本經經別「當心入散」，連結君主之官，強大的膀胱經因此就有三個厲害老闆：心、肺與腎三臟，彼此關係如右圖。

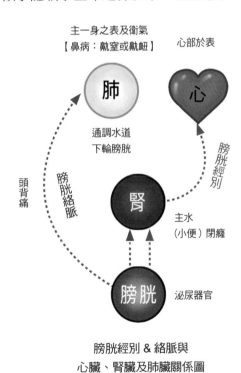

主一身之表及衛氣
【鼻病：鼽窒或鼽衄】

心部於表

肺

心

通調水道
下輸膀胱

頭背痛

膀胱絡脈

膀胱經別

腎

主水
（小便）閉癃

膀胱

泌尿器官

膀胱經別 & 絡脈與
心臟、腎臟及肺臟關係圖

中醫師不傳之祕：
麻黃是肺經與膀胱經共同代表藥

有關麻黃特色，典籍中有精彩論述，如：

《神農本草經》「主治中風傷寒頭痛，溫瘧，發表出汗，去邪熱氣，止咳逆上氣，除寒熱，破癥堅積聚。」

《湯液本草》：「麻黃入足太陽、手少陰，能泄衛實發汗，及傷寒無汗，咳嗽。⋯⋯麻黃治衛實之藥，桂枝治衛虛之藥，桂枝、麻黃雖為太陽經藥，其實榮衛藥也。以其在太陽地分，故曰太陽也。本病者即榮衛，肺主衛，心主榮為血，乃肺、心所主，故麻黃為手太陰之劑，桂枝為手少陰之劑。故傷風、傷寒而嗽者，用麻黃、桂枝，即湯液之源也。」

《本草綱目》：「麻黃乃治肺經之專藥，故治肺病多用之。」

《本草經疏》：「手太陰之藥，入足太陽經，兼走手少陰、陽明，輕可去實，故療傷寒，為解肌第一。」

依據現代中藥學，麻黃歸入肺經與膀胱經，具有發汗解表、宣肺平喘、利水消腫、通鼻竅、透疹止癢的功效。

《湯液本草》指出桂枝與麻黃雖為太陽經藥，其實是榮衛藥，麻黃治衛實之證，桂枝治衛虛之證。桂枝和麻黃皆入膀胱經，膀

胱經主一身之表，敷布衛陽，保護人體。不同的是，桂枝主入心經，溫通心陽及營血，呈現「心部於表」特色，是心經與膀胱經共同代表藥。麻黃主入肺經，宣散肺氣及衛氣，呈現肺「主一身之氣」及「通調水道」特色。另外，肺主皮毛及開竅於鼻，鼻部通氣順暢，毛細孔也會打開，中醫常用善於開毛孔的麻黃治療皮膚病和鼻病，因此麻黃成為肺經專藥，從其主治表現來看，也可視為肺經與膀胱經共同代表藥，請參閱下圖。

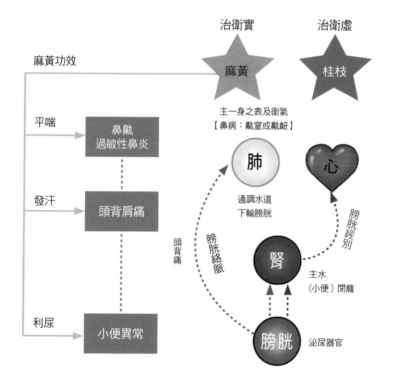

麻黃既然身為肺經與膀胱經共同代表藥，其主治也是針對肺經和膀胱經共同病變，如麻黃善於發汗解表，可治頭背肩痛及透疹止癢；宣肺平喘通鼻竅，可治鼻齄鼻衄之症；利水可治水腫，利尿則能治小便異常等。

麻黃湯組方中，麻黃配杏仁以宣降肺氣開衛氣，配上桂枝甘草湯以溫通心陽和營血，呈現「心部於表」特色，加強衛表之能，四藥合用兼顧心肺營衛氣血，成為《神農本草經》所述「主治中風傷寒頭痛，發表出汗，去邪熱氣，止咳逆上氣」重要方劑。

 中醫師不傳之祕：膀胱經與夜尿的關係

日本漢方書《漢方處方解説》（矢數道明著）介紹麻黃湯時，提到《金匱要略》條文「救卒死、客忤死，還魂湯主之。」還魂湯就是麻黃湯，日本醫家臨床確實用來挽救猝死。作者另外提到五歲以上的小孩夜尿症，使用麻黃湯治療效果良好，應用指徵之一是患兒「時常睡得很迷糊，不容易叫醒」。他認為主要效能可能在於麻黃，因為麻黃素有類似腎上腺素作用，服用後不會睡得迷糊，想要小便時便會醒來起身去解尿，這樣便不會有尿床的情況。

漢方這段敘述非常有意思，與傳統中醫概念不大相同。

《傷寒論》中，麻黃湯透過發汗解表，宣肺平喘，主治太陽病寒傷營，出現頭痛發熱，身疼腰痛，骨節疼痛，惡風惡寒，體痛，嘔逆，脈陰陽俱緊，無汗而喘等症狀。

身為麻黃湯主藥的麻黃，參酌前面所述，其主治都與《傷寒論》用法類似，卻未提到與醒神或夜尿有關。自《名醫別錄》始有「泄邪惡氣」記載，說明麻黃除了發表止咳外，還能泄邪惡氣，當然可以開竅醒神，符合還魂湯的功能，醒神功能也能讓熟睡中的孩子醒來去小解。

《金匱要略》中還有一條與小便異常有關的內容：「男子黃，小便自利，當與虛勞小建中湯。」由於本文出現在《黃疸病脈證并治》，傳統中醫多注重於討論面黃之人如何從小便來辨虛實，若小便不利則為濕熱停蓄的黃疸實證，宜使用清利濕熱方劑治療；若小便自利則無濕熱邪氣，當屬於虛勞所致面色痿黃的虛證，宜使用小建中湯補中氣，調榮衛。

日本漢醫還特別討論「小便自利」，他們認為本證屬於極度疲勞之人，除了有小建中湯【虛勞裡急】相關證候之外，還兼小便頻繁，甚至夜尿之症。

個人參考漢方所述，臨床上應用兩方治療尿床，效果都很好！只是麻黃湯與小建中湯治尿床之鑑別點為何？

　　其實，中醫能治療夜尿的方劑非常多，我會特別注意這兩個藥方是因為兩方係以麻黃湯及桂枝湯（小建中湯是桂枝湯加重芍藥和飴糖）為底方，此二方是《傷寒論》太陽病的主方，都與足太陽膀胱經有關，桂枝麻黃皆入足太陽經，差別在於：從營衛氣血來看，麻黃主治衛氣偏實之證，桂枝主治營血偏虛之證。

　　麻黃湯治證偏實證，患者體格較為強壯，一上床倒頭就睡，睡得很熟，有尿意也醒不過來，導致尿床，本人卻毫無知覺。前述過敏性鼻炎兼尿床的小學男童屬於此類。

　　小建中湯治證偏虛證，患者體格較虛弱，體力差，容易疲倦，面色偏黃，胃口不佳，睡眠較淺，多夢，有尿意時會醒來，但由於膀胱機能較弱，通常來不及去上廁所，只好尿在床上。而且此類患者不一定都在夜間尿床，有時在白天也會有頻尿、尿急甚至尿失禁的狀況。

　　臨床上也遇過類似麻黃湯證的「偷懶型」夜尿者，睡眠品質不錯，有尿意時會醒過來，只是因為天氣冷或懶得下床，一直忍著等到憋不住時只好尿在床上。這類患者前述兩方皆無效，使用道德勸說或讓他自己洗床單、曬被單可能更有效。

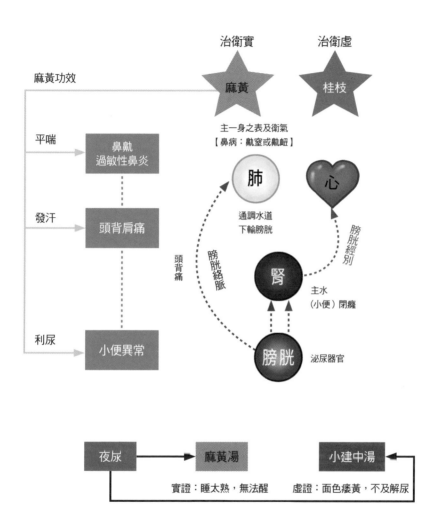

麻黃湯與小建中湯治尿床之差別

四、足太陽之筋（經筋）

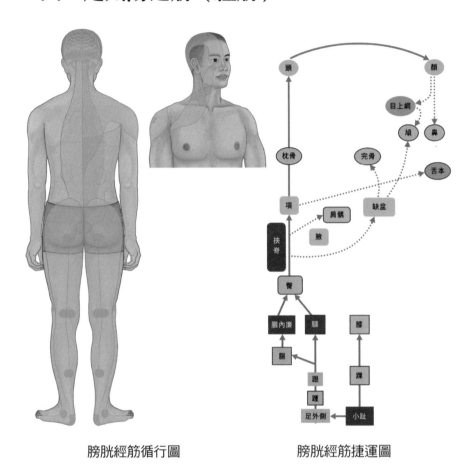

膀胱經筋循行圖　　　　　　　膀胱經筋捷運圖

循行圖說明：
由於腰背部經筋有深淺層次，所以採用雙側經筋圖呈現。實際上，人體兩側經筋都是一樣的。
左側經筋圖的位置較深，右側經筋圖的位置較淺，且覆蓋在左側經筋圖上方。
因此，左側經筋圖是去掉右側經筋圖，右側經筋圖是直接覆蓋在左側經筋上方。

	膀胱經筋 《內經》原文	說明
10	10-1 其支者，出缺盆 10-2 邪上出於頄	另有分支，從缺盆出來，斜上出至於 顴骨處
9	9-1 其支者，入腋下 9-2 上出缺盆 9-3 上結於完骨	有一分支，進入腋下，向上出缺盆， 再向上結於完骨（耳後乳突）
8	8-1 其支者，從腋後外廉 8-2 結於肩髃	有一背部分支，從腋後外側結於肩 髃部位
7	7-1 其支者，為目上綱 7-2 下結於頄	有一分支，分布到上眼瞼，形成「目 上綱」，再向下結於鼻旁顴骨處（頄 音求，意思是顴骨）
6	6-1 其直者，結於枕骨 6-2 上頭 6-3 下顏 6-4 結於鼻	直行支脈，結於枕骨，上行至頭部， 續行到頭頂，再轉下行到顏面部， 最後結於鼻部
5	5-1 其支者，別入 5-2 結於舌本	有一支脈，別行入結於舌根處
4	4-1 結於臀 4-2 上挾脊 4-3 上項	向上結於臀部，再向上挾行脊旁， 上至後項部
3	3-1 其別者，結於腨內＊ 3-2 上膕中內廉 3-3 與膕中并上	別行支脈結於小腿肚內側，向上通 過膕窩內側，與膕窩中央經筋並行
2	2-1 其下循足外側 2-2 結於踵，上循跟 2-3 結於膕	其下方路線沿著足外側，結於足跟， 再向上沿著跟腱，結於膕窩（中央）
1	1-1 起於足小趾 1-2 上結於踝 1-3 邪上結於膝	起始於足小趾，上結於外踝，斜上 結於膝部

＊《內經》原文作「結於腨外」，參考李鼎《經絡學》（上海科技出版社）修改為「結於腨內」。

說明：因膀胱經經筋循行路線分支多，同一條經筋採用同一個號碼，分支再加上分號，以利閱讀。

為了便於閱讀，以下為加上分支號碼的循行圖和捷運圖。

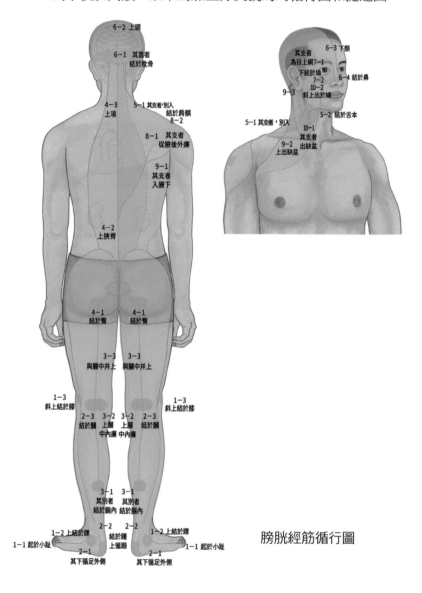

6-2 上頭

6-1 其直者
結於枕骨

4-3
上項

5-1 其支者，別入
結於肩髃
8-2

8-1 其支者
從腋後外廉

9-1
其支者
入腋下

4-2
上挾脊

4-1
結於臀

4-1
結於臀

3-3
與膕中并上

3-3
與膕中并上

1-3
斜上結於膝

1-3
斜上結於膝

2-3
結於膕

3-2
上膕
中內廉

3-2
上膕
中內廉

2-3
結於膕

3-1
其別者
結於膕內

3-1
其別者
結於膕內

1-2 上結於踝

2-2
結於踵
上循跟

2-2

1-2 上結於踝

1-1 起於小趾

2-1
其下循足外側

2-1
其下循足外側

1-1 起於小趾

6-3 下頷

其支者
為目上網 7-1
下結於頄
7-2
10-2
斜上出於頄

6-4 結於鼻

9-3

5-2 結於舌本

5-1 其支者，別入

10-1
其支者
出缺盆

9-2
上出缺盆

膀胱經筋循行圖

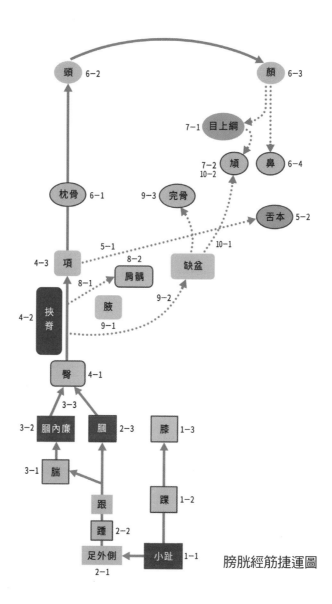

膀胱經筋捷運圖

膀胱經筋——循行特色

　　足三陽經筋包括足太陽經筋、足陽明經筋和足少陽經筋，是負責包覆人體的主要經筋系統，為了確保能面面俱到，此三條經筋有兩個共同特色：都有許多分支且大面積的包覆。

　　身為背景雄厚的經絡系統，膀胱經筋一出手就是豪門作風，將人體背部一口氣全包了！這種包覆方式與《卷二》胃經經筋「上腹而布」有異曲同工之妙，後文會說明。

　　本經筋分為三部分：下肢部、腰背部和頭面部。此三部位經筋不僅有多條分支，且還延長擴展自己的經筋與周邊組織相連結。

　　下肢部：路線 1-3。經筋分為小腿三條，大腿二條，臀部一條。

　　腰背部：路線 4、8 和 9 的前半段。經筋分為三條，除了循行於腰背部之外，還通過肩關節的上方與下方。

　　頭面部：路線 5、6、7、9 的後半段和 10。經筋共有五條。

　　膀胱經筋為何要分出這麼多路線？前文介紹過，背部屬於人體的陽面，是身體重要的防禦部位，膀胱經正是此部位的主要防護者。為了達成全面防護目標，位於背面的經筋一定要穩固而且密不通風。且人體是立體結構，要讓膀胱經筋系統穩定，除了本身路線外，還要與其他相關組織相連結，因此才分出許多條經筋。

1. 下肢部

本經筋涵蓋下肢後側全部肌群，與膀胱經脈循行範圍相符，經筋分布也跟肌肉解剖結構類似。小腿後側有小腿三頭肌，主要

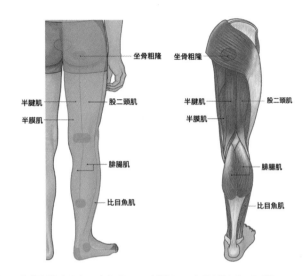

是腓腸肌及比目魚肌，大腿後側主要有股二頭肌、半腱肌和半膜肌，故本經筋出現 3-2-1 條分支特色：小腿部三條，大腿部二條，臀部一條。請參閱右圖。

足背部及小腿部

本部位經筋依其分布的相對位置，參考小腿三頭肌解剖結構，分為路線 1 的外線、路線 2 的中線和路線 3 的內線。

小腿後側部位的三條支脈，剛好與小腿三頭肌相似。小腿三頭肌為小腿後側肌群，主要由位於淺層的腓腸肌及較深的比目魚肌構成。腓腸肌及比目魚肌三個頭在小腿合成膨隆的肌群，俗稱

「小腿肚」，中醫稱為「腨」，再向下繼續延伸為跟腱，最後止於跟骨結節。小腿三頭肌與小腿、膝關節及踝關節活動有關。

前文介紹過，人體是立體結構，要讓膀胱經筋系統穩定，除了本身路線之外，還要在兩側部位加強，膀胱經的內側為足少陰腎經，外側為足少陽膽經。聰明的人體做了漂亮分工：

中線為主幹線包覆膀胱經脈，**外線**負責向外連結膽經系統，**內線**負責向內連結腎經系統。三條經筋通力合作，完成全面包覆且維持穩固的目標。這個概念也貫穿在整個膀胱經筋系統。

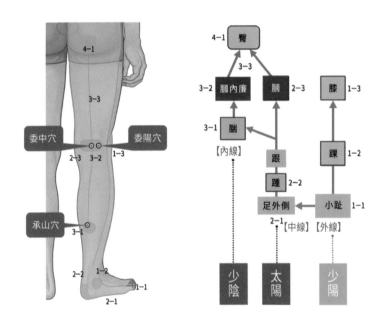

以下詳細說明三條經筋路線及特色：

外線：起於足小趾外側，向上結於外踝，再斜向上結於膝部外側（路線 1）。

本經筋外側的路線屬於膀胱經筋，再向上結在外踝則屬於太陽經與少陽經共管區域。腳跟後方沒有包到的部位則由路線 2 負責。如此一來，膀胱經筋就包覆整個足部外側及後側區域。

本路線偏行於小腿側面，膀胱經脈未經過此處。從外踝向上連結膝部的這條小腿路線，與位於腓腸肌外側的比目魚肌類似。以經絡角度來看，從小趾—足踝—膝關節外側這段經筋接近膽經，可視為膀胱經與膽經之間的連結路線。

中線：從大趾外側沿著足部外側，向後結於足跟骨，再向上循著跟腱，結在膕窩中央（路線 2）。本經筋範圍與腓腸肌外側肌肉類似。

內線：從小腿分出來（路線 3）結在小腿肚，再向上經過膕窩內側，與中線（路線 2）並行，向上到大腿。本經筋範圍與腓腸肌內側肌肉類似。

由於本經經脈在小腿部位循行於兩側腓腸肌中間，即位於本段經筋的中線和內線之間，所以中線與內線都可視為膀胱經的主線。這兩條經筋從腓腸肌腹與跟腱交會的「承山穴」分行，到了膕窩處以委中穴為中心，「中線」分佈在委中穴與委陽穴之間，「內

線」分佈在委中穴與腎經陰谷穴之間。

　　位於小腿肚下方的承山穴是小腿抽筋之後肌肉腫結好發處，因此非常善於緩解小腿肚抽筋，平時多按壓，可減少抽筋頻率。

　　除此之外，內線經筋還包覆了小腿內側，亦即將腎經經筋一起涵蓋。從何而知？腎經經筋在足部「結於踵，與太陽之筋合」，腎經經筋從足跟到膝蓋內側之間的經筋與膀胱經相合。腎經經筋屬於陰經系統，矜持的腎經不可能延伸到後面與膀胱經筋相合，理應是膀胱經筋向前延伸，將腎經經筋一併包覆，此段經筋可視為膀胱經與腎經之間的連結路線。

　　由於腎經經筋循行於跟腱內側，此處還有比目魚肌。據此推論，本條經筋不僅涵蓋腓腸肌內側，還包括比目魚肌內側。

　　本部位全然包覆小腿三頭肌，不僅顯現膀胱經大面積涵蓋的特質，也成為小腿後側堅實的防護系統。

大腿部

　　本部位經筋銜接自膕窩上來的兩條支脈：從中線膕中上行者，類似股二頭肌結構，稱為「**大腿中線**」；從內線膕內廉上行者，類似半腱肌與半膜肌結構，稱為「**大腿內線**」。兩條經筋最後一起結在臀部坐骨結節（或稱坐骨粗隆）。

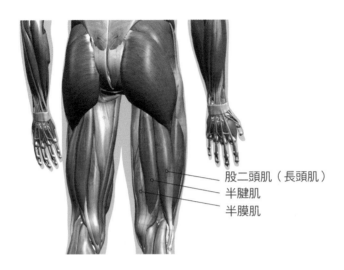

股二頭肌（長頭肌）
半腱肌
半膜肌

　　大腿部經筋最後結在坐骨結節。在解剖上，大腿後側肌群起於坐骨結節的肌肉有三條：半膜肌、半腱肌和股二頭肌，此三條肌肉合稱為「膕繩肌」，可以維持膝關節穩定性。因此，銜接內線膕窩上行者應該涵蓋半膜肌和半腱肌。怎麼說呢？

　　小腿內線偏向腎經，腎經膝關節的穴位「陰谷穴」位於半膜肌與半腱肌之間。膀胱經負責循行於人體後側，依據其喜歡全面保護腎經的概念，在此處也會一起包覆屬於腎經的半膜肌。

　　股二頭肌的長頭和半腱肌都起於骨盆的坐骨結節，也是本經筋結於臀部之處。坐骨結節是坐下時與椅子接觸的部位，正常人須用力才會摸到，過瘦的人很容易觸及。許多腰背及下肢疼痛的病人，當大腿抬高到 90 度，在臀部下方的坐骨結節會出現腫塊，

這是筋膜變得僵硬所致，不是骨頭變大，病情嚴重者無法久坐。中醫治療此症多會從膀胱經著手，效果不錯。

參酌膀胱經脈在大腿後側的循行路線，「膀胱經本線」循行於股二頭肌與半腱肌之間，亦即位於大腿內線與大腿中線之間；「膀胱經側線」循行於股二頭肌外緣，亦即大腿中線外側。

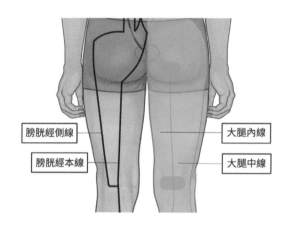

膀胱經筋及經脈大腿部循行圖

2. 腰背部

本區經筋從臀部上行，依據循行部位分為三條，其分布也與解剖類似。

● 路線4的**脊項線**：從臀部向上挾脊，最後上達頭項。與豎

脊肌群類似。

● 路線 8 的**肩上線**：從路線 4 發出一條支脈，自腋窩後側向上經過肩膀，結在肩前的肩髃穴。與斜方肌類似。

● 路線 9 的**腋下線**：路線 9 分為人體後面路線與前面路線。

後面路線是從路線 4 發出支脈，穿過腋下，轉到胸前，此為腋下線，其循行與闊背肌類似。前面路線將於頭面部介紹。

腰背部三條經筋比較特別的是分布有主次之別和深淺層次。以下詳細說明。

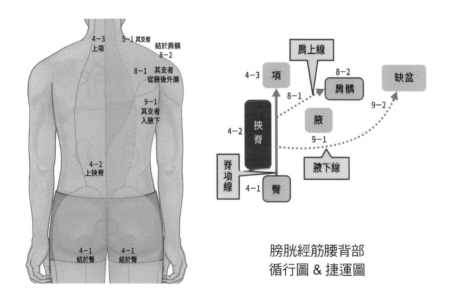

膀胱經筋腰背部
循行圖 & 捷運圖

脊項線

從臀部向上挾行在脊椎兩側，最後上達頭項（路線4）。

本部位經筋原文「上結於臀，上挾脊，上項」言簡意賅，和胃經經筋原文「聚於陰器，上腹而布，至缺盆而結」有異曲同工之妙，妙在哪裡呢？就是「大面積」的包覆！胃經經筋從腹部——缺盆直接包覆整個胸腹部，膀胱經筋從臀—脊—項部也很爽快，一口氣包覆整個腰背頭部。雖然原文字數不多，一切盡在不言中！

本條經筋是膀胱經系統重要的保護層，因為它全然包覆膀胱經在背部的兩條經脈，包括五臟六腑的背俞穴在內，這也是人體保衛臟腑的重要機制之一。

本經筋從臀部上行夾脊到項部，覆蓋脊椎與肩胛骨之間區域，不僅涵蓋膀胱經脈在背部所有循行範圍，此區域還與解剖學的豎脊肌群分布大致相合。

豎脊肌群是以其功能命名，顧名思義就是能豎立脊椎的肌肉，是人類站立直行活動很重要的肌肉。本肌群部位沿著脊椎旁邊，從腰部的尾骨薦椎骨延伸到後頭枕骨。由三條肌肉共同組成：內側最接近脊椎的是「棘肌」，中間為「最長肌」，外側為「髂肋肌」。

豎脊肌群與脊項線分布頗為相似。例如豎脊肌群有三條肌肉，中醫師也常在腰背部三條路線施針治病，兩者互相對應：

脊椎旁開 0.5 寸為經外奇穴「**華佗夾脊穴**」，其下深層肌肉為棘肌；脊椎旁開 1.5 寸為五臟六腑背俞穴所在的「**腰背內側支脈**」，其下深層肌肉為最長肌；脊椎旁開 3 寸為「**腰背外側支脈**」，其下深層肌肉為髂肋肌。

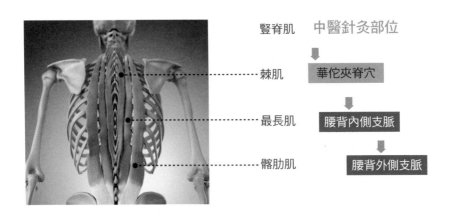

豎脊肌　　中醫針灸部位

棘肌 → 華佗夾脊穴

最長肌 → 腰背內側支脈

髂肋肌 → 腰背外側支脈

肩上線

　　從脊項線發出支脈，自腋窩後側向上結在肩前的肩髃穴（路線 8）。本區循行與解剖學的斜方肌分布大致相合。斜方肌是以其型態命名，顧名思義是由左右兩側肌肉所形成的斜方型四邊形，也很像菱形。單側斜方肌呈三角形，連結頭項部、腰背部、肩部和肩胛骨，是將頭部和肩部向後拉的背部肌肉，也是活動肩胛骨的重要肌群。

斜方肌與肩上線類似，從脊椎發出，經過腋窩後上方，向上經過肩關節，連接肩部。斜方肌上束纖維止於鎖骨外側三分之一處，肩上線結於肩髃穴，兩者位置非常接近。

腋下線

從脊項線發出支脈，穿過腋下進入前胸。（路線9的後面路線）。腋下線循行與解剖學的闊背肌（或背闊肌）大致相符。闊背肌也是以型態命名，就是背部最寬闊的肌肉。單側闊背肌呈三角形，連結骨盆、腰背部、肋骨和上臂的肱骨。由於本條肌肉連結到上臂，因此與手臂活動有密切關係，如手臂向外伸展、內旋、內收、向下和下後拉等。

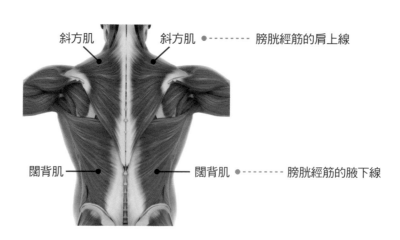

斜方肌　　斜方肌 ●┈┈┈┈ 膀胱經筋的肩上線

闊背肌　　闊背肌 ●┈┈┈┈ 膀胱經筋的腋下線

闊背肌與腋下線類似，從脊椎發出，穿過腋下。差別在於：闊背肌止於肱骨，腋下線則繼續向上出缺盆，結在完骨。

　　從經筋分布來看，肩上線通過肩關節上方，腋下線通過肩關節下方，兩條經筋將肩關節穩穩包住，這個範圍已經超出膀胱經脈的分布區域，對人體有重大影響。

　　從解剖結構來看，豎脊肌群位置較為深層，其上為斜方肌和闊背肌，此二肌是背部淺層重要的肌群，與頭項腰背部和上肢活動有關，分布位置若以肩胛骨為分野，斜方肌位在肩胛骨的上緣，闊背肌位在肩胛骨下緣，它的上內側部還被斜方肌遮蓋。斜方肌和闊背肌合作，全面包覆肩胛骨以外的頭項腰背部位，這也與膀胱經筋系統在腰背部分布相符。肩胛骨部位就留給小腸經筋系統去照顧。

　　本經腰背部經筋分布的目的，首先當然是保護膀胱經脈，其次督脈循行於背部中央的脊柱，由於奇經八脈都沒有自己的經筋系統，督脈就必須拜託循行於背部脊柱旁邊的膀胱經筋一起納入照顧。膀胱經筋脊項線「上夾脊，上項」，只照顧自己的經脈，所以再增加兩條支脈「肩上線」和「腋下線」，雙側經筋合併，類似闊背肌和斜方肌，就能完全包覆脊柱，保護循行於其中的督脈。

最後由於經筋涵蓋範圍超過膀胱經脈，膀胱經脈只分布在腰背部，經筋還包覆肩關節上下部位，由此可見功能強大的膀胱經系統全面防護人體背部的力量，同時也協助維持上肢的活動。遺憾的是，萬一膀胱經系統出現病變時，不僅連累經脈所過的腰背和下肢，上肢也會跟著受影響，此現象常見於半身不遂的中風病人，肢體單側的上肢和下肢活動不利。這其實是經脈病候篇中「主筋之所生病」的展現，詳細內容後文會說明。

　　參酌前述背部肌肉結構，膀胱經腰背部三條經筋分布也有深淺層次，可參閱膀胱經筋與解剖結構對照圖表。

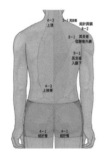
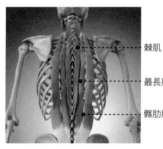
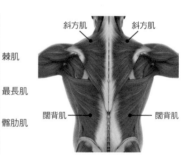

分布位置	膀胱經筋	解剖結構
縱向——最深層	脊項線	豎脊肌
斜向——較淺層	肩上線	斜方肌
斜向——較深層	腋下線	闊背肌

　　依據「越重要的部位，越多經絡系統分布」原則，三條經筋共同涵蓋部位一定是最重要部位。古代醫家也發現經絡及結構分布有深淺，脊項線位於肩上線與腋下線的深處，脊項線直接涵蓋華佗夾脊穴、膀胱經的兩條經脈，可見位於背部中央、縱向分布的脊項線是腰背部經筋重點部位。肩上線與腋下線覆蓋在脊項線上方，三條經筋重覆包覆區域正是華佗夾脊穴和膀胱經脈所在處，聰明的人體特別提供三層保護結構，以確保經脈的安全。

　　這三層經筋層次也是臨床中醫師在腰背部施針治療時會逐一通過的層次，即肩上線（斜方肌）→腋下線（闊背肌）→脊項線（豎脊肌）→經脈。由於闊背肌分布從第七胸椎到第五腰椎之間，上背部僅有肩上線和脊項線兩層經筋，不像中背部和腰部有三層經筋，因此古人才會提醒「胸背薄如餅」，施針要特別小心，以免針刺過深導致氣胸。

腰背部的三條經筋分布與人體背部肌肉組織大致相符，這可不是巧合！

中醫和西醫所看都是同一個人體，二千多年前《黃帝內經》時代與今日看到的人體並沒多大變化，所以經筋系統會與人體結構相合不僅不是意外，更是必然。

回歸到中醫理論，人體最主要也最強大的經筋系統就屬足三陽經筋，其中胃經經筋包覆正面，膽經經筋包覆側面，膀胱經經筋包覆後面，這三個經筋系統須各自承擔一個部位的防護，是以「一夫當關，萬夫莫敵」之勢來保護所屬的人體部位，其涵蓋範圍就要夠大，而且必須密不通風，不能有漏洞。

這也是我在撰寫經絡書過程中常常反覆修稿的地方，因為一般經絡圖在繪製經筋時，多以中醫原文為藍本，其涵蓋面積都不大。開始時我也跟著如此撰寫和繪圖，後來重新思考經筋系統的特色，既要連結筋肉組織和關節以維持正常活動，更要包覆人體確保安全，透過全身經筋系統共同合作，其涵蓋面積必須夠寬廣且天衣無縫，同時，重要部位也要有多條經筋重疊保護，如胸部的心肺區。

3. 頭面部

頭面部經筋都來自脊項線轉到前面。依據循行部位大致分為下方、中間、上方三條路線，並以其分布部位命名。

● 位於下方，路線5的**舌本線**：從項部經過頸部，結在舌根部。

● 位於中間，路線9與10的**完骨頄線**：以缺盆為中心，包含兩條經筋。

主幹為路線9的後段，銜接後背的腋下線，轉到前胸，從缺盆出來，結在耳後的完骨。

分支為路線10，從缺盆分出來，連到鼻旁的頄骨。

● 位於上方，路線6與7的**鼻眼線**：以顏部為中心，包含兩條經筋。

主幹為路線6，沿著頭部向上直行結於枕骨，通過頭頂再轉向前面，結在鼻部。

分支為路線7，從顏面分出，分布在眼睛上方，再向下結在鼻旁的頄骨。

這下中上三條路線共同發自脊項部的經筋，進入顏面，包覆眼睛、鼻子、耳朵和舌下等官竅，可見膀胱經系統雖然主要分布在背部，仍透過經筋擴大版圖，積極發揮強大防護能力以保護重要的頭面五官。

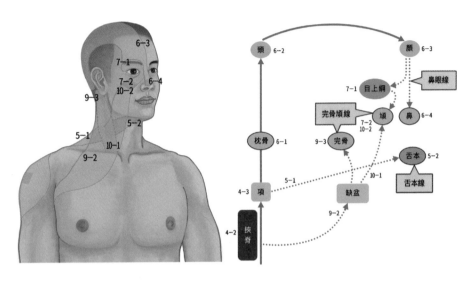

膀胱經筋頭面部循行圖　　　　　　膀胱經筋頭面部捷運圖

　　頭面部經筋循行文字精簡，與解剖圖相對照，分布與下肢部
和腰背部經筋一樣，與人體解剖結構有許多相似處及可能性，分
布也都有主次之別和深淺層次。下頁為人體頭面肌肉結構與膀胱
經筋頭面部循行對照圖。

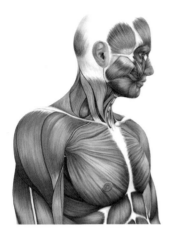

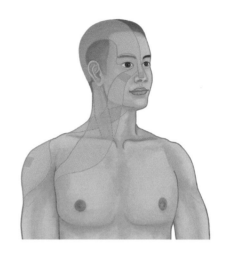

人體頭面部肌肉結構圖　　　　　膀胱經筋頭面部循行圖

舌本線

　　分布在頭面下方，從項部開始，經過頸部，向前結在舌根處（路線 5）。在頭面肌肉結構中，頸闊肌和舌骨肌群與本經筋路線有類似分布。

　　頸闊肌與舌骨肌群都是位於人體淺表的肌肉，頸闊肌顧名思義就是分布在下巴、頸肩和胸部；舌骨肌群以舌骨為中心，分為舌骨上肌群和舌骨下肌群，連接下巴、肩胛骨與胸骨。下頁左圖可見頸闊肌和舌骨肌群，中間圖將頸闊肌切去，更清楚見到舌骨肌群，右圖為舌本線經筋圖。

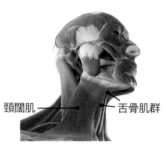
含有頸闊肌和舌骨肌群
的肌肉圖

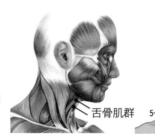
含有舌骨肌群的
肌肉圖

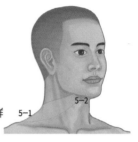
膀胱經筋舌本線
循行圖

為何推測這兩組肌群與舌下線有關？

主要是從本路線「別入」兩字來推論。「別入」說法表示不是直接從項部連到舌根，而是進入某個組織或通道再到達舌根。參考以上肌肉圖，頸闊肌位在舌骨肌群上面，本經採取「別入」方式，比較可能是穿過頸闊肌下方，而不是直接越過頸闊肌表面。依此推論，本路線「別入」是從項部別入通過頸闊肌下方，再結於舌骨肌群。這條經筋與下巴活動有關。

完骨顏線

分布在頭面部中間，以路線 9 為主幹，在缺盆處延伸出路線 10。

路線 9 經過腋下轉到前胸，向上穿出缺盆，再上行結在耳後完骨。路線 10 為從缺盆分出的路線，斜向上行，最後出於鼻旁的顴骨。

　　在頭面肌肉結構中，頸闊肌、嚼肌和胸鎖乳突肌與本經筋路線有類似分布。

　　嚼肌（或咬肌）連結下頜骨和顴骨，從名稱即可知與咬合和咀嚼功能有關。胸鎖乳突肌是連結胸部的胸骨、鎖骨與耳後乳突的肌群，與旋轉和彎曲頭部功能有關。頸闊肌前已介紹，分布在胸鎖乳突肌的上方。

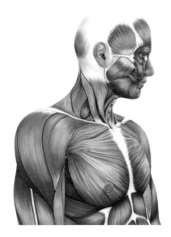

含有胸鎖乳突肌和嚼肌的肌肉圖

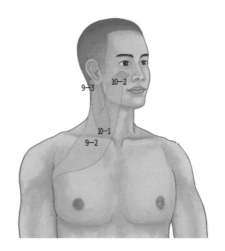

膀胱經筋完骨傾線循行圖

為何推測這三
組肌群與完骨頏線
有關？

從解剖結構來
看，中醫的缺盆類
似現代的鎖骨上
窩。完骨頏線從腋
下轉到前胸，穿出

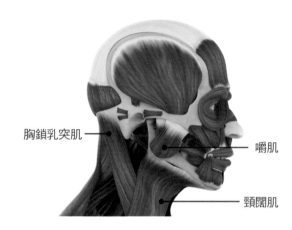

胸鎖乳突肌

嚼肌

頸闊肌

缺盆，結在耳後完骨的路線，可能相關的解剖結構是從闊背肌到
達前胸，從鎖骨上窩穿出到淺層肌肉，再分出兩條路線：路線 9
結於乳突，與胸鎖乳突肌的分布相似；路線 10 出於顴骨，參考解
剖結構，極有可能循著頸闊肌到達下巴，再連結嚼肌。

依據以上推論，完骨頏線以缺盆為基礎，分別向前上方和後
上方發出兩條經筋，都連結在骨性結構上，如缺盆下方（鎖骨與
胸骨）、頏骨（顴骨）和完骨（乳突），形成大 V 型態。

另外，完骨頏線分布也有深淺層次之別，如路線 9 結於完骨，
類似胸鎖乳突肌，位於較深層處；路線 10 出於頏，類似頸闊肌加
上嚼肌，位於最淺層；前文介紹過的路線 5 結於舌本也通過此區域，
經由頸闊肌下方到舌骨肌群，位於最深層。

完骨頏線除了與頭頸肩部活動有關外，在面部的分布剛好在耳朵的前後位置，可見另一重點在於保護耳朵。

鼻眼線

分布在頭面部上方，以路線 6 為主幹，在顏部延伸出路線 7。

路線 6 直接銜接脊項線，向上結於枕骨處，繼續直行，到達頭頂之後，轉向前頭的顏面處，再向下結在鼻部。路線 7 從顏面處分出，橫向分布在眼睛上方成為「目上綱」，包括上眼瞼和上睫毛，再向下結在鼻旁的顴骨。

在頭面肌肉結構中，枕額肌、眼輪匝肌、提上瞼肌、鼻肌和顴骨肌群與本經筋路線有類似分布。請參考下圖。

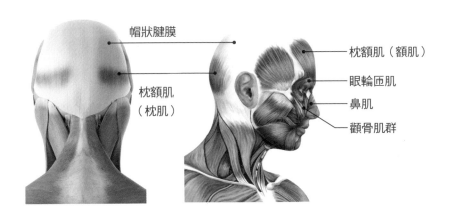

枕額肌為覆蓋在顱骨上的長條形肌肉，分為三部分：位於後枕部稱為「枕肌」，位於前額部稱為「額肌」，中間依靠「帽狀腱膜」連結成一整塊肌肉。簡單說，枕額肌顧名思義就是連接後枕和前額的肌肉，枕肌和額肌很像分居兩地的牛郎和織女，位於中間寬寬扁扁像帽子的腱膜宛如鵲橋聯繫兩端。枕額肌與上挑眉毛和前後移動頭皮有關。

眼皮裡面有兩種肌肉，一種是同心圓狀的眼輪匝肌，位在較淺層的位置，圍繞眼睛外周，形成眼皮的主要肌肉，另一種是長條形的提上瞼肌，位在較深層的位置（提上瞼肌就是上提上眼瞼的肌肉。本書未附圖，有興趣的讀者可另行查閱）。這兩條肌肉控制眼皮的開關，當眼輪匝肌收縮時眼皮就會閉合，當提上瞼肌收縮時眼皮就會張開。

鼻肌顧名思義就是包覆鼻部的肌肉。

顴骨肌群包括顴大肌和顴小肌，連接顴骨和嘴巴周圍的口輪匝肌，是主要的笑肌，可讓嘴角上揚，展露笑容。

以上這些肌肉都屬於顏面表情肌，能將喜怒哀樂等情緒表現在面部，深深影響人類的社交關係。

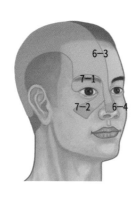

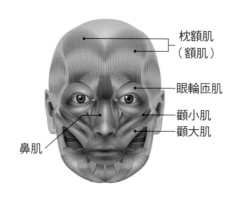

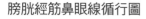

膀胱經筋鼻眼線循行圖　　　　面部肌肉解剖圖

為何推測這些肌群與鼻眼線有關？

從解剖結構來看，路線 6 從枕骨通過頭頂到顏部，與枕額肌的分布相似，本經筋向下結在鼻部，似應結在鼻肌。路線 7 從顏面到上眼瞼成為「目上綱」，與眼輪匝肌和提上眼瞼肌的分布類似，本經筋再向下結在鼻旁的顴骨，可能連結到顴大肌和顴小肌。

枕肌部分連結到乳突，額肌部分連接到眼輪匝肌和鼻根部，都與頭面部經筋的結構有關。

中醫師不傳之祕：鼻眼線暗藏的特色

1. 目上綱特色

包括上眼瞼和睫毛，即現代女性塗眼影和畫眼線的地方。

《卷二》胃經經筋循行「上頸，上挾口，合於頄。下結於鼻，上合於太陽。太陽為目上綱，陽明為目下綱。」膽經經筋「結於目外眥，為外維。」可見足三陽經筋全然包覆眼睛周圍。其中，膀胱經筋包覆上眼瞼是為「目上綱」，控制上眼瞼的活動；胃經經筋包覆下眼瞼是為「目下綱」，分布在下眼瞼及睫毛，控制下眼瞼的活動，膀胱經筋和胃經經筋協同管理眼瞼的開闔。膽經包覆在目外眥是為「外維」。

足三陽經筋包覆眼周，依據眼睛血絡出現的方向可診斷目痛所屬經絡，《內經》說「診目痛，赤脈從上下者，太陽病；從下上者，陽明病；從外走內者，少陽病。」完全符合足三陽經筋的走向。

眼睛周圍有四個邊，上下及外三邊都有經筋包覆，內邊的目內眥由哪條經筋包覆？

膀胱經脈與胃經經脈交會於目內眥的睛明穴，膀胱經筋由上而下為目上綱，胃經經筋由下而上為目下綱，兩條經筋各有所司。

依據膀胱經經筋路線 7「為目上綱，下結於頄」，分布不僅止於上眼瞼，從眼睛向下到顴骨，理應經過目內眥，再沿著鼻旁到顴骨，再加上胃經經筋「下結於鼻，上合於太陽」，由此推論目內眥是由膀胱經經筋和胃經經筋共同包覆。對照人體結構，膀胱經經筋和胃經經筋與眼輪匝肌上下緣和內側緣型態相似，膽經經筋與眼輪匝肌外側緣型態相似，三條經筋合起來就形成類似眼輪匝肌的結構。

另外，由於眼輪匝肌和提上瞼肌控制眼皮的開闔，《卷一》肺經介紹過，膀胱經與早上睡醒，睜開眼睛時的衛氣敷布有關，這就是膀胱經經筋包含眼輪匝肌和提上瞼肌的原因之一。

2. 頄部特色

頄即顴骨，是面部最強壯的骨頭，足三陽經筋都連結到頄，膀胱經經筋還特別由缺盆向上及從眼睛向下連結顴骨，可見足三陽經不僅特別照顧眼睛，也對顴骨疼愛有加。

小腸經重視顴骨，為何足三陽經也重視顴骨？

顴骨在面部五官的中間位置，足三陽經筋是面部最強大的經筋系統，提供面部及五官最堅實的保護。顴骨宛如面部固定用的樁子，足三陽經筋附著於顴骨正是為了「固樁」，以固定經筋結構，確保完成防護頭面五官的重要使命。

3. 鼻眼線與口的關係

　　鼻眼線連結到顴骨，顴骨位於嘴巴上方，舌本線分布在嘴巴下方，因此鼻眼線和舌本線可以控制口部活動，就像腰背部的肩上線與腋下線分布在肩節上下部位以控制肩關節活動一樣。

　　鼻眼線與口的關係從爬蟲類動物型態來看更為清楚。若以鱷魚形象來看，鼻子與舌根是上下對位，中間就是口部。試想我們勇猛地去控制鱷魚頭部，最安全的方式應是同時握住鼻子跟舌根處，這樣鱷魚的嘴巴就被封住了。

　　鼻眼線和舌本線循行補充了本經經筋原文未提到的口腔部位，如此一來，膀胱經頭面部經筋就能全面包覆頭面五官，也體現其保護頭面五官的強大行動力。

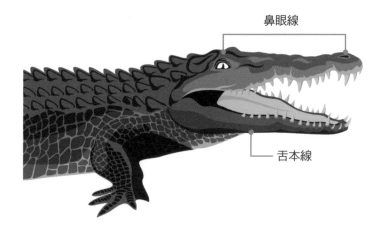

鼻眼線

舌本線

中醫師不傳之祕：
膀胱經脈病候主筋所生病與經筋的關係

　　膀胱經筋從小趾外側開始，沿著人體後側上行到後頭部，一路如入無人之境，全都涵蓋。由於涵蓋面積過大，膀胱經筋也特別加強附著在相關的肌群上，以確保經筋的穩定性和涵蓋度。

　　膀胱經筋系統也是人體後側最重要的防護系統，人體背部寬廣且平坦，膀胱經筋所包覆的範圍理應很寬廣，唯有如此，才能成為「巨陽」守護人體。但《內經》相關原文文字古奧精簡，無法一窺全貌。

　　撰寫《卷二》胃經胸腹部經筋時，原文說「聚於陰器，上腹而布，至缺盆而結」，細細推敲，既然陽明經筋負責包覆人體正面，理論上應該擴大為全面包覆人體正面的經筋系統。

　　同理，膀胱經筋系統也該以大面積包覆型態呈現，經與解剖圖相對照，赫然發現本經筋與人體解剖結構有許多相似處，整理如下表。

部位分區	經筋分區	可能相對應的肌肉組織
三、頭面部	鼻眼線	枕額肌、眼輪匝肌、提上瞼肌、鼻肌、顴骨肌群
	完骨頏線	頸闊肌、嚼肌、胸鎖乳突肌
	舌本線	頸闊肌、舌骨肌群
二、腰背部	脊項線	豎脊肌群
	肩上線	斜方肌
	腋下線	闊背肌
一、下肢部	內線	腓腸肌內側肌 →半腱肌、半膜肌 →坐骨結節
	中線	腓腸肌外側肌 →股二頭肌 →坐骨結節
	外線	比目魚肌

　　由上表可看出，膀胱經筋所對應的肌群都是平日活動頻繁的組織，與膀胱經脈病候出現「主筋所生病」似乎有特殊關係。

　　中醫認為肢體有五種型態稱為「五體」，由淺而深為：皮、脈、肉、筋、骨。五體由五臟所統理，如肺主皮，心主脈，脾主肉，肝主筋，腎主骨。膀胱與腎相表裡，理論上應主骨所生病，然而《內經》指出膀胱經脈病候「主筋所生病」，膽經經脈病候「主骨所生病」。何以如此？這就是經絡奇妙之處。

　　傳統中醫將筋稱為筋膜，現代醫學中代表肌腱、韌帶和筋膜。《內經》說「久行傷筋」，可見筋屬於活動組織，如俗語以「血

筋」來説明「血管」，因為血管會搏動，所以用「筋」字來表示。從這個角度來看，膀胱經系統所過處為人體頻繁活動的部位，如下肢和腰背等，皆由大面積的肌肉及筋膜組成，以利於大量且大範圍的活動，頭面部表情肌分布很複雜，更是隨時牽動不停。

膀胱經系統所過的「筋」為全身最大、面積最廣、影響最全面，一旦該系統出現病變，就會出現「衝頭痛，目似脱，項如拔，脊痛，腰似折，髀不可以曲，膕如結，腨如裂」這些嚴重病證。

膀胱經入絡腦，膀胱經脈循行於頭面、腰背和下肢，經筋還夾行於肩關節上下方，倘若發生腦血管病變的中風證而出現半身不遂症狀，如手足拘攣、言蹇、口喎等，皆與膀胱經系統循行有關。

再從鱷魚角度來看，鱷魚的身體重心在下半身及背部，都分布有強壯的肌肉與筋膜，是鱷魚活動時主要會運用的組織，這些組織都為膀胱經所過。人體最強壯的肌肉與筋膜組織也在下半身和腰背部，因此膀胱經脈病候「主筋所生病」，係指膀胱經系統所過之筋膜系統出現病變，因為這些筋膜對於人體活動影響至巨，所以《內經》提醒我們要從膀胱經著手治療。

另外，由於膀胱經筋循行於頸項部和頭面五官，在經脈病候中有「目似脱，項如拔……目黃、淚出、鼽衄」等相關病候。個人臨床觀察，頸肩僵硬的人容易有視力及各類眼睛疾病，而且不

分年齡、性別、職業等，甚至有先天性眼疾的嬰幼兒，同側的頸肩也變得僵硬，程度不輸大人。

由此可見，「經之所過，必致其病」，透過治療，可治其病。臨床遇有一案例，一位中年女性嚴重右頭痛，病發從眼眶內部上緣開始痛，向上沿著頭皮到後腦。這是典型的膀胱經頭痛，經選用膀胱經的穴位，如束骨穴和崑崙穴下針，馬上改善。這也正是學習經絡系統最重要的收穫。

解密：膀胱經筋頭面部循行特色

1. 大面積包覆膀胱經脈頭面部循行

左下圖為膀胱經脈頭面部循行範圍，右圖為經筋循行範圍。可看出本經筋全然包覆經脈，提供完全的保護。

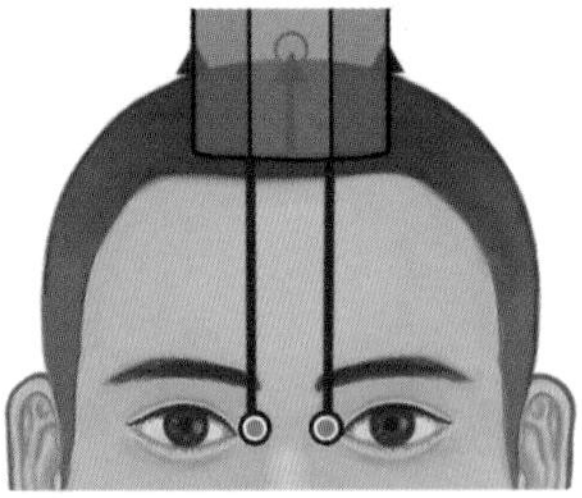

膀胱經脈頭面部
循行圖

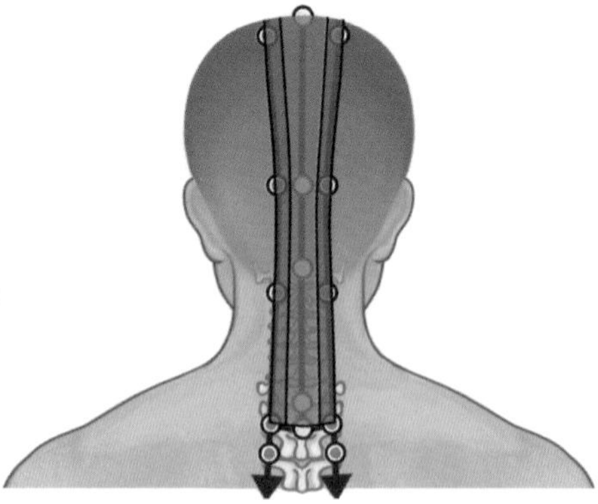

2. 彎曲蜿蜒分布至面部

本經筋在面部循行範圍遠遠超過經脈，如前所述，主要加強保護面部五官。

比較值得探討的是，頭面部三條經筋皆來自背部脊項線，連接到前頭、頸部及胸部，再轉而上行至面部，分布到五官周圍。相較於本經其他系統，這些路線比較曲折，而且還固定在骨性結構上，如：完骨、頄等，除了可以固定經筋之外，本區經筋剛好從上下、前後、左右扣住頭部，穩住頭部，讓頭部不會輕易被外力所移動而造成無謂的傷害，給予頭面部五官全然且堅強的防護。

另外，目內眥到鼻旁的部位是熱門區域，許多經絡系統紛紛通過此處。其中最重要者為心經經別也通過此部位，《卷四》介紹此區為心臟功能在面部的反應區。膀胱經別在背部「當心入散」連結心臟，在面部又以經筋系統加強保護心經經別。心為君主之官，膀胱經系統對於心臟的忠誠度令人讚嘆！

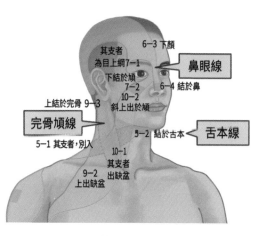

膀胱經筋頭面部循行圖

雖説頭面部彎曲的經筋是為了涵蓋五官，但若將此路線置於鱷魚身上，這些路線就直接且順暢多了，而且本經筋在頭面部所形成的上下、前後、左右連結結構，不僅可以穩住頭部，還與進食需求有關。鱷魚常用的獵食方式是使用堅強有力的下顎緊緊地咬住獵物，旋轉身體來撕裂獵物身上的肌肉。膀胱頭面部與腰背部經筋結合，可讓頭部靈活，能隨著身體一起翻轉，也讓口腔更加有力。（參考下圖）對照頭面部經筋在人類頭面的彎曲路線，和在鱷魚頭面部所呈現較為直行的路線，由此推測出膀胱經系統記錄人類演化過程中歷經爬蟲類的過程，所以才會説膀胱經是一條「鱷魚經」。

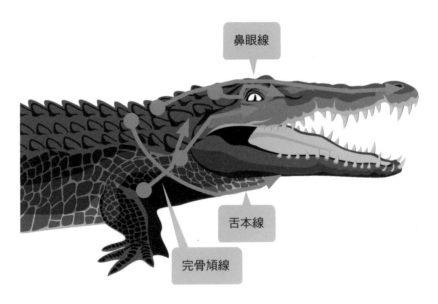

鼻眼線

舌本線

完骨頄線

膀胱經筋——病候

膀胱經筋 《內經》原文	說明
小指支，跟踵痛，膕攣	足小趾僵硬卡卡感，足跟及跟腱痛，膕窩攣急
脊反折，項筋急	脊項僵硬，脊椎宛如要被反折，項部筋脈拘急
肩不舉，腋支	肩膀不能抬舉，腋部僵硬卡卡感
缺盆中扭痛，不可左右搖	缺盆宛如被扭轉般的疼痛，不能左右活動

本經筋病候著重在下肢及軀幹部位。以上症狀都跟「筋」病有關，由於經筋緊繃，導致相關部位活動不利。多數症狀都與經脈病候類似，唯獨「肩不舉，腋支，缺盆中扭痛」特別屬於經筋所過部位疾病，也常見於中風病人。

膀胱經四大系統總結

膀胱經四大系統是一個非常強大的經絡系統。

【經脈】

以經脈系統為核心，從頭面部向上循行到巔頂，入絡腦，再淺出下項部，一路從腰背到大腿、小腿後側，最後止於小趾末梢。這條「頂天立地」的經脈是人體防禦風寒暑濕等邪氣入侵的主要保護系統，當邪氣入侵時，本經循行所經過部位就容易出現嚴重的疼痛和肢體活動不利的現象。

【經別】

經別系統特別連結心、腎兩臟，為十二經絡系統聚餐團隊的兩個主人做了良好的溝通，也讓心腎共管膀胱經系統。經別還別入後陰的肛門，再屬於膀胱，膀胱包括前陰的尿道，膀胱經也因此成為可以治療前後二陰的經絡。

【絡脈】

絡脈系統內容雖然簡約，也特別將絡穴飛揚穴定位成「鼻病專穴」，成為臨床應用的指徵。

【經筋】

本經經筋系統一如胃經經筋系統，以「鋪天蓋地」之勢包覆，除了全面涵蓋前面三個系統之外，還增加下肢部、上肢部和頭面部的循行部位：

● **下肢小腿部：**涵蓋範圍包括位於內側的腎經以及位於外側的膽經。

● **上肢部：**本經經脈並未循行至上肢，但本經筋系統增加包覆在肩部的上緣與下緣。

● **頭面部：**本經經脈起於目內眥，之後向上到頭部，但本經筋系統還增加在此區的循行，如包覆在口腔的上下部位，耳後到前面部位等。

從前面論述可以看出，膀胱經筋是 12 經筋系統中與現代解剖結構最契合者。個人猜想，古代醫家也發現了人體肌肉結構層次，所以才會使用不同的段落來論述不同的結構。個人的體會是古代醫家與現代醫學看到的都是同樣的人體，只是使用的語言不同，只要細細琢磨，就能理解中醫前輩們努力使用當時的語言來紀錄人體結構特色的用心。

從功能性來看，本經經筋系統如此大範圍的包覆，首先當然

是為了全面保護人體背面，包括重要的腦部和臟腑背俞穴。其次，膀胱經系統是人體重要的防禦系統，本經筋系統正是第一道安全防線，讓我們在面對外在刺激或危機時，可由頭面部的眼耳鼻提供多方位危險訊息給心臟（君主之官）來評估情勢，決定「面對或逃跑」。一旦策略底定，手足立即配合，完成守護自身性命的每一場戰役。這應是經筋系統擴大涵蓋範圍的重要考量之一。

　　膀胱經筋系統擴大涵蓋範圍有生理上的需要，可是一旦膀胱經出現病變時，也會影響所涵蓋的範圍，如中風疾病會出現一側肢體癱瘓，包括上肢和下肢，甚則顏面下方的肌肉癱瘓等，這些都是本經經筋循行所過部位。

膀胱經的保健

一、膀胱經平日保健法：與太陽同行

近年有部韓國電影《與神同行》非常熱門，在此借用「與太陽同行」作為膀胱經保健的主要原則。

太陽是萬物熱能的來源，有了陽光，萬物才能生長。膀胱經為人體的太陽，具有太陽般重要功能。膀胱經不僅是防禦外在邪氣入侵的重要保護系統，還在背部安置了五臟六腑的俞穴，讓臟腑得以承受自然界的溫暖陽光，以推動臟腑機能。膀胱經也是腎臟珍藏的腎精之重要運輸通路：當臟腑功能嚴重失調需要腎精滋養時，膀胱經即刻成為宅急便，直接輸送腎精至所需要的臟腑；反之，當臟腑氣血有餘裕時，膀胱經也迅速將這些氣血回收，送給腎臟轉為腎精儲存。如此一來一往，讓人體先天資源與後天資源互相支援、相互補充，是維持臟腑機能運作很重要的機制。

以上膀胱經所擔任的各項任務都需要充足的陽氣方能推動，因此擁有足夠的陽氣讓膀胱經得以持續發揮太陽般的功能，就是「與太陽同行」的要旨。

飲食節制，勿讓寒濕之氣侵入膀胱經

膀胱經既是太陽也是處理體內寒水之腑，處理寒水非常需要

陽氣，因此膀胱經的陽火與寒水之間的水火關係需要平衡。膀胱經還為諸經主氣，陽氣當然要非常充足，所以日常飲食不要過於寒涼，以免寒濕之氣進入膀胱經，不僅連累膀胱腑和相表裡的腎臟，影響排尿功能，還會損及膀胱經背部的五臟六腑俞穴，拖累臟腑而百病叢生。

膀胱經循行所經部位，首重保暖與疏通氣血

頭面頸項部防護

膀胱經筋幾乎涵蓋頭面和頸項部位，這些部位通常都裸露在外，容易被外在風寒所侵襲，因此須注意防護。我經常搭乘火車，在車上向來是帽子＋口罩＋圍巾一應俱全，隨身攜帶，不敢鬆懈。此外也要特別注意家中老人的保暖，老人家陽氣日衰，稍有風寒入侵，極有可能造成身體難以負荷之重症。

日常生活當中也有「與太陽同行」的保健法，如洗頭後盡量吹乾，別讓風寒濕留在頭皮，會形成俗稱「頭風」的陳年痼疾。個人年輕時不喜歡吹風機的噪音，常常不吹頭髮，年過四十之後，頭風果然如期大駕光臨，費了好大力氣才改善。

頭面頸項保暖，不僅能預防外邪侵襲，還能讓肌肉放鬆，氣血運行順暢，有助於頭面五官功能，此外還與睡眠有關喔！

腰背部防護

由於膀胱經背部藏有臟腑俞穴，天氣變化時，穿上背心可以防護前後心（前心及後背），也是保護膀胱經的好方法。

能吃能睡是福氣，因此睡眠是重要的人生大事。想像我們是一隻「躺」下來以背部接觸床鋪的鱷魚，平日強韌的背部為我們抵擋風雨，夜間請給予溫柔的膚慰，讓背部這個鐵甲武士可以暫時卸甲，放鬆肌肉，安然入眠休息。

當我們躺下時，頭項部接觸枕頭，腰背部接觸床鋪，枕頭與床鋪的軟硬度要能與身體配合，身體才能放鬆。

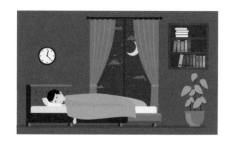

● 建議一：不要直接睡在地板上或在地板上鋪層薄被就寢

台灣氣候潮濕，濕氣霉氣都殘留在地板下，夜間屬陰，地上寒氣上升，夾著地板原有的濕霉之氣形成寒濕邪氣，剛好從背部膀胱經直接入侵身體。「地板族」常常整夜翻來覆去，醒來全身肌肉僵硬，關節痠痛，部分原因就在這裡。年輕人對此感覺不明顯，中老年人就不要逞能了，或可使用床架、床墊，與地板有個安全距離，以防寒濕之氣入侵！

這也是我個人的經驗，年輕時怎麼睡都沒事，年紀增長深深感受地氣的可怕，後來乖乖買個床架，早上起床時就是一尾活龍。

● 建議二：使用高度適當的枕頭

許多人以為高枕會無憂，其實枕頭高度過高反而影響睡眠。

從人體後面來看：高枕會拉開頭部與肩膀的距離，這種過度牽拉頭頸部肌肉的現象，長期下來會讓頭項肩頸肌肉變得僵硬，反而不易熟睡。

從人體前面來看：高枕會讓頭部前傾，下巴往胸口處下扣，剛好壓住氣管而影響呼吸。許多人半夜莫名醒過來，如果不是為了上廁所，那就是身體在喊救命。因為氣管被下巴扣住，容易打呼，也會導致呼吸不利，嚴重者還會導致呼吸中止。此時身體會將我們「吵醒」，換個姿勢，讓呼吸能繼續。

● 建議三：注意床墊的舒適度

有人喜歡硬床，有人喜歡軟墊，都很好。重點在於當天氣變冷時，我們通常會換上厚被讓身體暖和，卻忘了辛苦的膀胱經也需要保暖。建議秋冬換季之際，不僅要更換厚被，也要在床墊上加一層暖被或毯子。因為床墊直接與膀胱經接觸，膀胱經主一身之表及衛陽，冬天時加了墊被，背部不會受寒，唯有背部保暖，

膀胱經的陽氣才能順利敷布，避免寒氣入侵，全身當然也會暖呼呼，既有益健康更能助好眠。

失眠總是在不斷的換枕頭中熬過，與其如此，不如換顆頭吧！

每次在診間，幫失眠患者檢查完頭部之後，會順口問病人：「不好睡，常常在換枕頭喔？」

病人也很無奈地說：「對呀！床頭一堆枕頭，沒有一個好睡的！」

然後我會半開玩笑的跟病人說：「總是在換枕頭，不如換顆頭吧！」

有幽默感的病人，表情總是先露出困惑，然後「噗」的一聲笑出來！

然後 ... 我們就啟動「換頭」機制啦！

話說中醫治失眠，除了「安神」之外，還有不少法寶。

現代人不僅精神緊張，全身肌肉也非常僵硬，連睡覺時都還沒法放鬆，我稱之為「全身硬梆梆」的失眠。通常肌肉僵硬，最易表現在頭部和後頸部（項部），因為背部的肌肉主要屬於足太陽膀胱經。前面介紹過，膀胱經就是一條鱷魚經。這條經絡連結眼睛，向上通過前額—頭頂—後頭—項部—背部，然後一路到腰部，下肢背面，最後到小趾頭外側。因為這樣的連結關係，一旦腰背部肌肉僵硬，一定會牽連後頭和項部也跟著緊繃。睡覺時，因為全身僵硬無法放鬆，

就會在床上不斷翻滾，希望找到較好的姿勢，若無助於睡眠，便開始懷疑是枕頭的問題，便落入不斷「換枕頭」的循環中。

豈知，根本就是自己的頭在作怪？！

臨床上，我常會在這類病友頭上檢查到一些特殊狀況，如像經常翻修的馬路，頭殼也是凹凸不平，甚至還會凸起如牛羊角的「頭角」，項部則硬如鐵棍。這麼僵硬的頭項，怎麼可能躺得平？睡得著？

其實，早在《金匱要略》的酸棗仁湯中，仲景先生就運用【川芎】這味藥提示我們，頭項氣血循環會影響睡眠。

面對這類狀況，可選擇以下穴位按揉保健：

1. 肝經【太衝穴】以養血活血柔筋。

2. 配合五門十變法「丁壬合化木」的【心胱通】，選用神門穴、京骨穴或崑崙穴。

3. 再取專治頭項僵硬痠痛的【列缺穴】。

4. 最後在「頭部緊繃處」加強按揉，可以加上【印堂穴】以安定心神。

經過這樣的按壓治療後，通常頭部和項部肌肉能夠鬆緩下來，成為有彈性的頭項，而獲得一夜好眠。

之後回診，病人都很開心的說：「我好睡多了，終於不必再買枕頭！」

下肢部防護

許多老人家抱怨夜間小腿抽筋,一旦聽從醫囑,穿上襪子就明顯改善了。為何如此好用?

因為夜間天地之氣偏寒,睡覺時寒氣會從裸露於外的身體部位入侵而影響人體。尤其熟睡時翻身,腳部很容易裸露在外,寒氣就從足底循著膀胱經與腎經進入人體,這兩條經絡剛好夾行在小腿肌肉腓腸肌的內外側,中醫說「寒主收引」就是「熱脹冷縮」的概念,寒氣會讓肌肉收縮,導致抽筋。所以只要給予充分的保護,平日多揉按承山穴,搭配長度及於腳踝的長褲,就可以舒服睡個好覺了。

以上保健法,都是「與太陽同行」生活的展現。

所以,善待膀胱經,正是善待自我的防衛系統!

二、中醫師不怕治嗽，讀者也可以自保

俗語說：「土水怕抓漏，醫生怕治嗽」，意思是從事建築土水工作的很怕處理房子漏水，醫師則怕治療病人咳嗽，可見房屋漏水跟病人咳嗽都是難治之症。

「醫生怕治嗽」確實讓年輕醫師有心理障礙。記得自己剛開始當醫師時，遇到長期或嚴重咳喘的病人也都存有一股敬畏之心，一定詳加診查，不輕易下手治療。後來歷經兩個案例，才掌握治療這類病症的方法。

頭一例是陪兒子來看病的媽媽，一直沒說自己的病情，直到孩子身體改善，才怯生生問：「中醫可以治喘嗎？」原來媽媽長年喘促，動則喘甚，久治不癒。檢查發現她胸口的胸骨角位置很腫，推測也許跟長期氣喘有關，決定從此著手治療，病人很驚訝呼吸馬上變得順暢。（本故事的中醫理論在《卷七》心包經）

另一案例是經人介紹來就診的中年女性，已經咳了將近一年，非常痛苦，病人一進診間就咳不停，檢查發現背部肌肉很腫很緊，當下決定在背部拔罐。罐子才一接觸皮膚，馬上出現暗紅色痧點，表示氣血瘀滯現象，隨即在顏色最深的痧點處點刺放血，加上拔罐，加強放血。治療完畢之後，咳嗽症狀明顯改善。

為何在背部拔罐或放血可以治療長期咳喘呢？

答案就在膀胱經的臟腑背俞穴。

臟腑背俞穴是防治「五藏六府，皆令人咳」的好部位

膀胱經背部臟腑俞穴宛如民間的「結市」概念。早期網路購物還沒成形時，同類實體店鋪常比鄰相連，形成一條有特色的街道，就像傢俱一條街幾乎都是傢俱店，一次就能購足所需。膀胱經背部臟腑俞穴也有類似的功能，稱為「**臟腑一條街**」當之無愧。

《內經》提到「五藏六府，皆令人咳，非獨肺也。」首先，咳嗽屬於呼吸道疾病，主要與肺有關，因肺主皮毛，是外邪入侵的第一道防線，外邪透過皮毛進入肺臟就會引發咳嗽。

其次，由於人體臟腑經絡皆相聯通，功能互相影響。咳嗽初期與肺臟功能失調有關，若沒及時治癒，第一道防線失守，邪氣持續入侵，就會連累其他臟腑，出現咳嗽附加臟腑功能失調的情形。臨床上最常見的是咳嗽持續加劇 2~3 週後，一咳就會牽引兩側肋骨疼痛，不敢呼吸，難以轉身，有人還因此肋骨骨折。由於肝經分布在脅肋區域，中醫稱這種咳為「肝咳」，治療時除了治肺還須兼治肝。

同理可推，其他臟腑也會出現類似情況。肺經連結胃，咳嗽

期間若未注意飲食，食物飲品的寒氣也會循著經絡導致肺寒而加重咳嗽現象。因此《內經》有「五藏六府，皆令人咳」這種精闢論述，歷代以來為臨床醫師治嗽的明燈。

我們依循《內經》這項指導原則，治癒許多久咳甚至喘促的病人。印象最深的是一位八十多歲的婆婆，咳嗽數十年，常誘發氣喘住院，病情反覆，持續加重，西醫束手無策，後來經人介紹來看中醫。

就診時，遠遠就聽到響亮的咳嗽聲，婆婆家人隨侍身邊，一位攙扶伴行，一位捧著衛生紙以便隨時吐痰之用，據說每次出門會用掉 2~3 包衛生紙。經過中醫治療後，咳嗽及喘症明顯改善，走道上也較少聽到咳嗽聲。婆婆說過去從來不知道也不相信中醫可以治療這麼嚴重的咳喘，早知道就該來看中醫，可以少受些罪。

另一案例是五十多歲的男性，從小愛吃甜食，咽喉卡痰嚴重，每天吐痰上千次，久治不癒，診治後咳痰次數銳減，病人很歡喜，直嘆中醫真的好厲害。

其實只要理解《內經》「五藏六府，皆令人咳」深意，便能體會為何咳嗽這麼難治的原因，既然五臟六腑都會受到牽連，當然要將五臟六腑一併治療才能全面制伏咳嗽。

膀胱經一方面主表，可以治療表邪侵襲所引起的咳嗽，另方面臟腑背俞穴形成密集的「臟腑一條街」，只要在此給予適當治療，就能全面調節臟腑功能。

　　依據過去的經驗，面對這類病況時，只要病人身體狀況許可，首次治療都先在背部拔罐，若出現暗紅色瘀點，表示氣血瘀滯，可以放血；若出現淡紫色痕跡，表示寒氣內聚，可以加上艾灸。此外再配合常規治療，譬如針刺肺經，開立中藥，提醒注意飲食生活起居等細節。隨著每次治療，病情宛如「開門送客」般的持續減輕。

　　讀者們可以依據《內經》理論，加強背部保暖，如在背部施以按摩、刮痧、拔罐、熱敷、沖熱水澡等，可以預防感冒。若是已經出現咳嗽流鼻水等症狀，照顧背部也許不能全然治癒感冒，但對改善病情也有助益。這也是自古以來，民間療法喜歡在背部按摩保健的原理，不僅有助於強健膀胱經提高免疫力，同時照顧到所有臟腑以自我保健，再度體現「與太陽同行」的好處。

三、膀胱經常用保健穴位

膀胱經共有 67 個穴位，分布在頭面部，人體後側的頸項、腰背和下肢部位。是循行最長、分布最廣、穴位最多的經絡系統。

膀胱經擁有這麼多穴位，堪稱人體大富豪。這些穴位依據所在部位，大致可分為：頭項面部 10 穴，腰背部 39 穴，大腿 3 穴，小腿（含膕窩）15 穴。

膀胱經穴位功能符合中醫「上病下治，下病上治」原則，如小腿部穴位可治頭面疾病，頭面穴位可治腰腿疾病等。臨床上，中醫師常將患處的近端穴位配合遠端穴位合用，治療效果更佳。

頭面部疾病配穴

眼病遠近配穴

近穴：攢竹穴（BL2）：位於面部眉頭前端一個小凹陷處，壓下處有明顯痠脹感，當眶上切跡處。

本穴位在眉頭，此處眉毛宛如細竹向上長。皺眉時，兩側眉頭的眉毛好像細竹攢集在一起，所以稱為攢竹穴。此穴為膀胱經第二穴，鎮守在眉眼之處，位於目內眥的睛明穴與前額髮際的眉

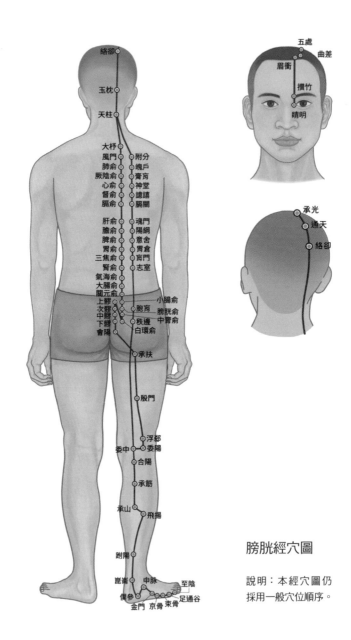

五處
曲差
眉衝
攢竹
睛明

絡卻
玉枕
天柱

承光
通天
絡卻

大杼　　附分
風門　　魄戶
肺俞　　膏肓
厥陰俞　神堂
心俞　　譩譆
督俞　　膈關
膈俞

肝俞　　魂門
膽俞　　陽綱
脾俞　　意舍
胃俞　　胃倉
三焦俞　肓門
腎俞　　志室
氣海俞
大腸俞
關元俞　　　小腸俞
上髎　　胞肓　膀胱俞
次髎　　　　中膂俞
中髎　秩邊
下髎　　白環俞
會陽

承扶

殷門

　　　浮郤
委中　委陽
　　　合陽
　　　承筋
承山　　飛揚

附陽

崑崙　申脈　　至陰
僕參　　　　　足通谷
　　金門　京骨　束骨

膀胱經穴圖

說明：本經穴圖仍
採用一般穴位順序。

衝穴之間，加上本經系統經過鼻部，所以能通治頭面五官疾病，如頭痛、眼病和鼻病等。個人使用攢竹穴的經驗很有趣，每次只要在自己的攢竹穴點刺放血，都會突發嚴重鼻癢，且猛打噴嚏。

此外，由於膀胱經循行至腰背部，針刺本穴或放血可以治療急性腰扭傷，此乃「下病上治」的應用。

遠穴：京骨穴（BL64）：位於足部外側，俗稱「腳刀」的位置，第 5 跖骨粗隆下方赤白肉際處。

本穴是膀胱經的原穴，原穴擅長治療臟腑疾病，所以本穴善於治療膀胱腑疾病，如小便異常等，也能治療膀胱經各種疾病。

個人臨床經驗，許多眼疾病友，尤其是屬於氣血阻滯型疾病，如房水阻滯的青光眼等，京骨穴都偏腫，腫脹程度與眼病成正比，因此京骨穴就成為我們臨床上眼科疾病遠端的反應區和治療區。

鼻病遠近配穴

近穴：通天穴（BL7）：位於百會穴斜前方，頭部前髮際正中直上 4 寸，旁開 1.5 寸處。本穴顧名思義就是能「通大氣」，以自然界來說，天高高在上；以人體來說，頭部位置最高，是為天；以五臟功能來說，肺臟位置最高，肺開竅於鼻，司呼吸，肺能通天氣。因此通天穴善於治療「天氣不通」的疾病，如頭部氣血阻滯等，更善於通鼻竅，治療鼻病。

遠穴：**飛揚穴**（BL58）：位於小腿後面，腓骨後緣，從外踝尖與跟腱水平連線之中點直上7寸，也可以從外踝後方沿著阿基里斯腱外側緣向上約7寸處，到達與腓腸肌下緣的交界處就是本穴。

本穴是膀胱經絡穴，絡穴皆可治療相表裡經絡的疾病，因此本穴可以同治膀胱經與腎經疾病，例如小便異常，頭項腰腿疾病等。特別的是，本穴是鼻病的專穴，可以治療各類實證或虛證的鼻病。臨床上我們應用原絡配穴「腎溪飛」，以腎經的太溪穴來收鼻水，本經的飛陽穴來通鼻竅，常能立即見效。

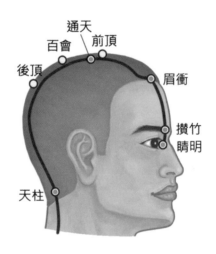

膀胱經頭面部重要穴位（督脈穴位為參考用）

兩個與眼病有關的故事

故事一、用力蹬腳跟影響視力：一位中年病友回診時告知醫師近期視力下降，追查原因是病友近日在公園認真運動，持續的用力墊起腳跟再向下蹬。殊不知膀胱經系統循行連結眼睛和腳跟，持續蹬腳跟的動作，循著膀胱經而影響眼睛。經醫師提醒之後不再做此運動，視力也跟著改善。

故事二、過度練甩手功出現視網膜剝離：一位中老年高度近視病友，經人推薦勤練甩手功。開始時，病人感覺練完很輕鬆，就自行延長甩手時間持續一個小時以上。某日突然視力模糊，眼前出現閃光，眼科檢查是視網膜剝離。為何會如此？

由於膀胱經脈起於目內眥，膀胱經筋環繞肩關節並連接到眼睛上方。過度甩手，反覆牽扯膀胱經系統，進而影響眼睛。中醫認為「邪之所湊，其氣必虛」，病人本身為高度近視患者，是許多眼病如視網膜剝離、飛蚊症、青光眼的高危險群，眼睛本來就有「內虛」的前提，加上密集牽拉膀胱經，才會導致視網膜病變。

眼睛是精密的器官，平日受到許多臟腑和經絡系統嚴密保護，尤其是心經、膀胱經與肝經等。若已有眼睛疾患，平日要小心照顧與眼睛相關的臟腑經絡系統，應避免情緒壓力、長期熬夜、用眼過度和不當的運動，才不會禍及眼睛，讓人生由彩色變成黑白。

頸項腰背部疾病配穴

頸項病遠近配穴

近穴：天柱穴（BL10）：位於頭顱下緣，斜方肌外側緣的凹陷處，當督脈旁開1.3寸。低頭時，斜方肌外側緣的凹陷會更明顯。

天柱穴是膀胱經在頭面部的最後一穴，作用也如其名，宛如擎天一柱般的撐住整個頭顱，可以治療各類頭面疾病。應用本穴就能在局部直接治療頸項疾病。

遠穴：束骨穴（BL65）：位於足部外側俗稱「腳刀」的位置，足小趾本節（第5蹠趾關節）後方赤白肉際凹陷處。參閱下圖。

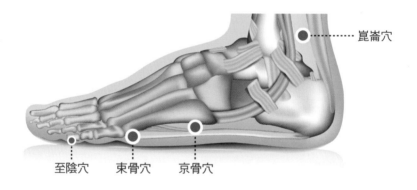

簡單的說，束骨穴與京骨穴正位在第5蹠骨的前後端，這種分布很像脾經太白穴和公孫穴也位於第1蹠骨的前後端。

束骨穴是膀胱經的輸穴，「輸主體重節痛」，因此善於治療膀胱經循行所過部位的肢體關節疼痛。周左宇老師臨床治療肩頸項背痠痛的經驗配穴「三天三骨症」中，束骨穴的臨床應用效果很好。（請參閱《醫道精要》）歷代醫家也有「項強多惡風，束骨相連於天柱」（百證賦）的治療經驗。

腰背病遠近配穴

本區常用的近穴有二個：

近穴 1：腎俞穴（BL23）：位於腰部第二腰椎棘突下（督脈的命門穴）旁開 1.5 寸處，約與肋弓緣下端相平。

中醫認為「腰為腎之府」，腰部疾病多與腎有關，也會在腎俞出現病理反應，如腫硬或疼痛等，因此腎俞穴是歷代醫家常用治腰背痛的效穴。

近穴 2：大腸俞穴（BL25）：腰部第四腰椎棘突下（督脈的腰陽關穴）旁開 1.5 寸處，約與髂嵴最高點相平。髂嵴就是腰部側邊最高的骨頭，也是繫皮帶時，撐住皮帶的地方。

大腸俞穴剛好位於腰椎最容易出現病變的第四與第五腰椎之間的旁邊位置，只要牽涉到腰椎病變，多數都會在大腸俞附近出現疼痛現象。

遠穴：**委中穴**（BL40）：位於膝關節後面膕窩橫紋的中點，當股二頭肌腱與半腱肌腱之間凹陷處。委中穴位在膝關節後側活動頻繁的位置，功能強大，具有三項特質：

第一特質：膀胱經的合穴：「合治內府」，是治療膀胱腑疾病的重要穴位，與原穴京骨穴合用更佳。

第二特質：中醫四總穴說「腰背委中求」：自古以來就是治療腰背疼痛的特效穴。急性腰扭傷在委中穴點刺放血，可以馬上舒緩疼痛，改善活動。

第三特質：本穴又稱為「血郤」，即血液深集處：可以治療深層氣血瘀滯之證。例如民間習慣在肘窩和膕窩拍痧以行氣活血改善痠痛，或透散暑熱以治療中暑。肘窩與膕窩都是活動頻繁，氣血容易阻滯之處。肘窩主要是心包經的曲澤穴所在處，心包經主脈之所生病；膕窩為委中穴所在處，委中穴為血郤，兩處都藏有能大通氣血的穴位，在此二處拍痧能夠刺激穴位，加速血液循環。但要提醒大家，拍痧要適可而止，過度反而有害身體。

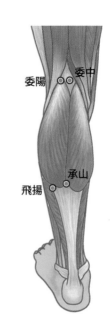

背俞穴疼痛可取該臟腑的經穴治療

膀胱經上的臟腑背俞穴都是臟腑之氣轉輸於背部的地方，例如大腸俞是大腸之氣轉輸於背部之處。經絡系統主要是內連臟腑和外絡肢節，再以大腸為例，大腸經連結大腸和手臂。因此大腸就擁有背俞穴和大腸經兩個系統，此二系統的共同核心是大腸。依據這樣的連結關係推論，大腸經的穴位可以治療大腸俞的問題。

要選何穴來治療呢？

《內經》提到「肘所獨熱者，腰以上熱。手所獨熱者，腰以下熱。」可見肘部對應腰部，位於肘關節的曲池穴應是恰當選擇。我們依據此思路，常選用曲池穴做為手部遠端配穴，治療腰部痠痛。

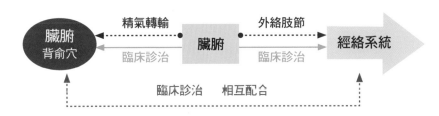

這個思路也可以應用在其他背俞穴，例如心經神門穴可改善背部心俞穴疼痛。

慢性腰痛容易在第四、五腰椎（L4-L5）之間出現血絡

L4-L5之間以及薦椎，由於與腰背部的施力點有關，常發生大大小小的損傷，因此這二區容易出現暗色血絡，導致痠痛纏綿難癒，腰部活動不利，加上薦椎上的八髎穴與生殖系統特別相關，中醫師可以在此刺絡放血治療，一般民眾或可拔罐、按摩、熱敷，都能改善氣血循環。

本區除了上述遠近配穴之外，本經在腰背部布有密密麻麻39個穴位，平日自我保健可以依據個人需要，選擇上焦心肺區、中焦肝脾腎區或下焦腸道膀胱區，予以適當的按摩、熱敷等。如果能夠全區照護，功效更為全面。

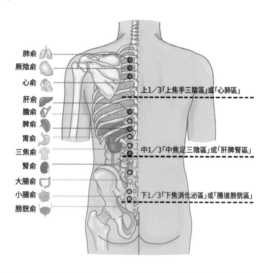

四、膀胱經系統與好友臟腑系統的相關用穴

膀胱與肺

　　皆主一身之表，**崑崙穴**（BL60）屬經火穴，善於解表，既可透散膀胱經與肺經熱邪，也可疏散寒邪。位於足外踝的後方，外踝尖與跟腱之間的凹陷處。

　　另外，肺開竅於鼻，**飛揚穴**專治鼻病，可配合**通天穴**和肺經穴位加強療效。

膀胱與心

　　膀胱經別通於心，心主血，**委中穴**為血郄，能同時疏通膀胱經與心經的氣血。

膀胱與胃

　　周左宇老師曾有應用**崑崙穴**治療腹瀉的經驗。個人推測，膀胱經絡系統連結前陰與後陰，崑崙穴屬火，火能暖土，膀胱主水，類似中醫「利小便以實大便」五苓散的概念。我曾以此請教老師，老師微笑但未正面回答，就成了千古之謎。

　　本經經別入肛門，**承山穴**（BL57) 也有改善便秘功能。承山穴在小腿後面正中線上，當膕窩的委中穴到腳跟的崑崙穴連線

中點，位於腓腸肌內側與外側肌腹的中間，用力伸直小腿或上提足跟時呈現 W 型態，本穴位於中間的凹陷處。

膀胱與腎

膀胱與腎為表裡經，**飛揚穴**是本經絡穴，擅長治療兩經之病。除了飛揚穴之外，至陰穴也與腎經有關。**至陰穴**（BL67）是膀胱經最後一個穴位，位於小趾末梢，膀胱經於此交接給腎經。腎經起自湧泉穴，從太陽經「至陰穴」到少陰經「湧泉穴」這段經絡，既是人體臟腑經絡氣血的轉折，從明亮的太陽處轉至最陰之處，經過陰陽消長，氣血就從深處如泉湧般，開始新的循環。

從另一個角度來說，腎司二陰，膀胱經又連結二陰，女性的前陰兼具泌尿與生殖功能。胎兒在母體長大成熟之際，將從母親身體至陰處（包括子宮與陰道）湧出，來到人間，因此「至陰穴」到「湧泉穴」這段路，可以視為新生命誕生的過程。胎兒的胎位決定產程順利與否，甚至影響母嬰兩人的生命，極為重要。能將胎位轉正的部位就在母體的子宮，所以至陰穴就成為轉動胎位的要穴，一旦胎位轉正了，胎兒就能伴著羊水從母體順產出。

膀胱與三焦

在水液代謝功能方面，肺與膀胱都有重責，《內經》說「脾

氣散精，上歸於肺，通調水道，下輸膀胱。」但肺位在上焦，膀胱位在下焦，如何完成使命？肺與膀胱如此「遠距」愛情，當然需要勤快的「媒婆」來幫忙媒合（通調水道）。

這位媒婆正是三焦。

三焦遍布體腔，既是原氣的別使也是水穀的道路，具有這樣的特質方能成為肺與膀胱之間通調水液的道路。手三陽經在足陽經都設有一個下合穴，以此與足陽經合作，加強其功能。譬如胃掌管大腸與小腸功能，大腸經與小腸經的下合穴就放在胃經上。而三焦經的下合穴放在膀胱經上，即是委中穴外側的**委陽穴**（BL39）。

總論介紹過，水飲進入到胃，通過脾與肺的作用，通調水道下輸膀胱，膀胱為州都之官，水液經過氣化之後，讓水精敷布至全身。三焦既是原氣別使，有助於水液的氣化，還遍布體腔成為水穀道路，有助於水精的敷布。膀胱經非常需要三焦經這個全方位的幫手，三焦經也看上膀胱經從頭到腳，頂天立地的經絡分布，加上背部藏有五臟六腑俞穴的豪門氣質，兩經一拍即合，共同完成人體水液氣化和輸布全身的功能。

膀胱與膽

膀胱經與膽經在經絡循行上有許多關聯，這部分在後續膽經

篇詳細介紹，此處先就膽經擅長治療筋病的部分與膀胱經的對應舉例。

中醫有「八會」的說法，其中「筋會陽陵」，意指膽經的陽陵泉穴擅長治療筋膜疾病，因此只要是筋膜疾病，就首選陽陵泉穴，這是歷代中醫師總結臨床經驗流傳下來的珍貴智慧。膀胱經也有善於治療筋病的穴位，就是前面介紹的**承山穴**，位於腓腸肌肌腹形成的「人」字形頂點，這個位置決定其擅長治療小腿抽筋的特殊功能，因為小腿抽筋大部分發生在腓腸肌，因此出現小腿抽筋狀況時，直接按壓承山穴便能立即改善。承山穴這項特質，就是與膽經「筋會陽陵」的概念相通。

許多人都有小腿抽筋的恐怖經驗，尤其在睡夢中突然發生，根本痛得無法動彈，遑論起身伸手按壓承山穴。在此介紹另一個能提供神救援的穴位，就是「人中穴」。人中穴位於鼻唇溝正中上 1/3 處，下方為牙齦，可以食指指尖略向上方，朝向鼻部用力掐壓，感覺非常痠脹才會有效，同時慢慢活動抽筋的腳，便會逐漸緩解。許多人按壓 1/2 處是錯誤位置，而且平壓刺激效果也不足。

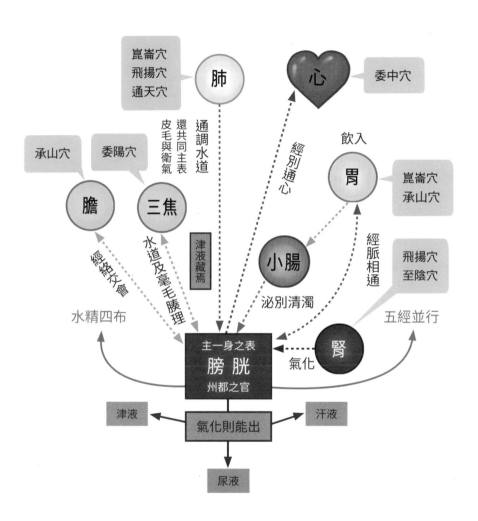

膀胱經好友關係與穴位圖

膀胱經的
人生哲學

最重要的護衛力量是低調又強大的守護

膀胱經系統為全身循行路線最長者，從頭面開始，向上到達巔頂，轉向後頭，一路從項背腰腿到腳部外側的小趾頭，完全符合「頂天立地」的說法。本經也是十二經絡中穴位最多的一條經絡，其中在腰背部還獨藏五臟六腑的背俞穴。默默守護在身體背後的膀胱經竟蘊藏如此重要的俞穴，由此一窺本經不爭鋒頭，低調中奢華的強大特質，方能長久穩佔人體背後這片廣大部位。

生命學習是在變化中不斷的調節平衡與實踐

膀胱經系統面臨許多矛盾，也反映出我們身處於塵世之中，心主 EQ 和腎主 IQ，面對複雜紛亂的內外環境，須時時刻刻自我調節的現象。例如膀胱的表裡經是腎經，腎臟五行屬水，五色主黑，膀胱一方面跟隨著腎經的特色，但其經別卻連結到心，讓膀胱兼具心臟的太陽特質，心的五行屬火，因此本經陽氣旺盛，能為諸陽主氣。膀胱經居中協助心與腎，維持水火共濟，讓熱情與理智平衡，這正是現代社會所需的生存本能。

膀胱經系統還有其他的矛盾現象，但這些現象不是負面的限制，反而像一股讓人迎風扶搖直上的力量，一如孟子說的「生於

憂患，死於安樂」，生命的考驗讓人成長且堅強。身為人體最強大的膀胱經，當然無懼於這些挑戰！

安心接納及等候轉變

膀胱這位州都之官對於津液的藏與出也是一種矛盾現象。轉換成人生歷程來看，津液的儲藏代表著接納現狀，儲備實力，等候良機；氣化排出津液代表一旦時運來臨就能轉變，脫穎而出！俗語說「機會不會敲兩次門」，機會只給準備好的人。

膀胱這位州都之官提醒我們：安心等候時機，默默厚植實力，一旦機會來臨，自能一飛沖天，實現夢想！

面對生命各階段試煉，勿忘絢爛時展現自我，沉潛時成就他人

本經從眼睛開始，歷經頭面部、腰背、大腿等部位大面積的雙線條分布，通過膕窩之後，開始收斂，最後走到最偏僻的足小趾外側做為結尾。對照人生歷程，宛如由絢爛到平靜，印度詩聖泰戈爾也有類似詩句「生如夏花之絢爛，死如秋葉之靜美」。再從穴名來看，太陽經從「睛明穴」開始，最後到「至陰穴」，從「日

月合明」的明亮到「陰之至極」的幽暗，似乎提示我們要坦然接受這樣的人生歷程。

其實膀胱經的循行是人體從頭面到達巔頂之後，轉向後頭，循行於項背腰腿，直至小趾。誠如人生在光彩絢爛之時可以充分展現自我，一旦到達人生巔峰之後，就要有心理準備，因為沒有永遠的巨星，此時應該讓出舞台，轉向幕後，成人之美，一如膀胱經無私的提供背部讓臟腑俞穴進駐，隱身於後，以自己過去的經驗，協助後進，默默成就他人。透過別人的成功，更顯得自己經驗的可貴處。這條由絢爛轉向沉潛的人生路途，讓自己的生命更豐富。

另一方面，生命也會幫自己找到另一個舞台。膀胱經最後在「至陰穴」之後交接腎經「湧泉穴」。腎臟所藏的腎陰腎陽代表接收自祖先的先天之本，也是我們傳給後代子孫的先天之本，因此從「至陰穴」轉到「湧泉穴」，代表生命如泉水從地底湧出般的重新開始。膀胱經告訴我們，生命會盛極而衰，也會衰極而盛，一如自然界的春夏秋冬，四季變化，如環無端，沒有永恆的秋冬，只要心能安住，自能等到生命春天的來臨。

堅持理念之時，除了橫眉挺腰，
也要剛柔並濟，不隨波逐流

　　膀胱經屬水色黑，卻有陽光般的明亮溫暖特質，一如蓮花出淤泥而不染，膀胱經也有著自己的堅持。

　　二十世紀文學作家魯迅在一首詩中寫到：「橫眉冷對千夫指，俯首甘為孺子牛。」年輕時看到用詞如此犀利對比的詩句，非常震撼，眼前也超有畫面。一個人為了堅持理念，可以無懼昂首冷看他人的批評，而當面對自己心愛的孩子時，卻願意低頭彎腰，成為孩子坐騎玩樂的老牛。兩句詩完全點出人性中的剛與柔。

　　中醫認為眉毛宛如植物，有著與肝臟相似的向上條達特質，同時膀胱經循行經過眉頭攢竹穴，經筋系統涵蓋眉毛，膀胱經系統通過整個頭項腰背。就經絡來看，橫眉與俯首部位都屬膀胱經系統所過，所以「橫眉冷對千夫指，俯首甘為孺子牛」也可視為膀胱經不隨波逐流，剛柔並濟的人生哲學。

　　現代社會人際關係既緊密又複雜，尤其網路世界的霸凌層出不窮，若要堅持理念需要更多勇氣，除了要有「雖千萬人，吾往矣」敢於衝鋒陷陣，堅毅的將軍之官肝臟外，還需加上太陽般特質的膀胱經前來助陣，防護一身之表免於流言蜚語侵擾，主持諸陽之

氣以維持陽光般的正向心情與思考，就能挺直腰桿，迎向風雨，不輕易屈服。但膀胱經可不是一昧蠻勇喔！膀胱經脈主筋之所生病，主要與身體的屈伸活動有關，這也提示我們，大丈夫能屈能伸，識時務者為俊傑。

腰背身形反映身心狀態，莫忘展現太陽力量，挺直腰桿面對未來

膀胱經系統的特色之一是循行於整個背部，撰寫本條經絡系統時，我總想起中學課本中朱自清描寫父親背影的文章，當年曾深深感動。只是為何一片平坦的「背影」會令人感動？從膀胱經的角度來看，沒有嘴巴的背影卻能以自己的方式默默承擔及訴說。

膀胱經連結心臟與腎臟、頭腦與腰背下肢，也主筋之所生病，背部又藏有臟腑俞穴，這些條件讓背部結構會透露出一個人的身心狀態，當心情雀躍或身體健康時，整個腰背部直挺，行走步態輕盈穩健，充滿自信；當心情低落或身體孱弱時，整個腰背部彎曲，行走步態沉重拖延，充滿悲傷。歲月會在身體留下痕跡，再加上生命歷程不順遂，都會加重腰背下肢的疲象，踽踽獨行的孤寂背影，望之鼻酸。

若從太極圖來看，這世界沒有絕對的黑或白，即使在最黑暗

的時刻，陽光已經開始慢慢灑進來了。

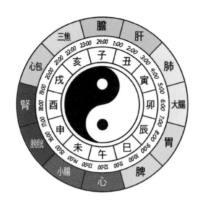

　　人生難免遭遇困頓，請不要忘記膀胱經所具有的太陽特質。
面對磨難時，只要啟動膀胱經：張開眼睛，深深呼吸，抬頭挺胸，
挺直腰桿，頂天立地，就能重新燃起心中的火苗（莫忘膀胱經別
通於心），以智慧面對挑戰，找到人生出路。

　　若再延伸，位於心經與腎經之間的小腸經與膀胱經這兩條手
足太陽經，提示我們，無論面對多麼難搞的 EQ 人際關係或 IQ 學
習歷程，生命中都有著兩顆太陽相伴，莫忘保持太陽般的正向、
溫暖特質，這是面對內外環境劇變的重要法寶。

　　我很喜歡潘越雲唱的《守著陽光守著你》，歌曲中那份來自
陽光的信守力量，陪我走過青春，走過異鄉。現在，獻給充滿陽

光的您！

讓我執起你的手
在等待的歲月中
我已經學會了不絕望
守候著你
我便守候住一身的陽光

夢境 會成為過去
一如黑夜要躲藏
我仍是那最早起的明星
守著朝陽
朝陽下你燦爛的甦醒

什麼樣的信約 可以等候三世
什麼樣的記憶 可以永不遺忘
什麼樣的思念 可以不怕滄桑
什麼樣的日子 可以讓你不再流淚
讓我不再心傷

附錄：膀胱經背俞穴之部位及排列順序與臨床診治意義

陳怡真 [1] 吳欣潔 [1] 高欣華 [2] 陳藝文 [2] 沈邑穎 [2]

1 花蓮慈濟醫院中醫部 2 關山慈濟醫院中醫科

通訊作者：沈邑穎｜電話：089-814880 轉 530｜地址：台東縣關山鎮和平路 125-5 號｜E-mail：north820@gmail.com

---

摘要

目的：將膀胱經背俞穴的部位及排列順序和臟腑生理病理及臨床診療進行結合，揭示其與中醫生理病理及各類通經關係高度相關的概念。

方法：對古代典籍及現代文獻中有關膀胱經背俞穴的部位及主治作用論述進行收集整理與分析，探討與歸納膀胱經背俞穴之部位及排列順序與臨床診治意義。

結果：膀胱經背俞穴的部位安排，分為上中下三部，分別司循環呼吸的心肺功能區；司消化作用的肝膽脾胃功能區；司泌尿生殖的腎膀胱功能區。膀胱經背俞穴排列順序，涵蓋中醫基礎理論的五行生剋關係及各類通經法則，包含表裡經、手足同名經、俞募配穴，也包含源自於內經的五門十變法和臟腑通治法之概念。

結論：背俞穴的精細巧妙排列，加強了中醫理論中的經絡基礎，補充闡釋經絡及穴位治療之中醫診療思路。背俞穴為臟腑之氣轉注於背的腧穴，是經氣運輸的通路，也是聯繫身體內外的樞紐，故能反映人體內臟生理、病理的變化，以作為診斷的依據，也可用於治療各類臟腑急重症與慢性病，有直接且快捷的療效，因此常被廣泛應用於臨床。若能理解背俞穴之部位及排列順序與臟腑生理病理間的涵義，將能夠更提升臨床診斷與治療水準。本文針對膀胱經背俞穴排列順序的診療意義進行初探及初步結論，其所含的相關意義仍需更多專家先輩的參與，及應用更先進嚴謹的研究方法來加以探討。

關鍵詞：膀胱經 背俞穴 通經概念 五門十變 臟腑通治

一、前言

（一）背俞穴歷史源流 [1,2]

　　背俞穴屬特定穴之一，是臟腑之經氣轉輸於腰背部的俞穴。五臟六腑的背俞穴均位於背部足太陽膀胱經第一側線上，首見於《靈樞·背腧》其明確記載膈俞以及肺、心、肝、脾、腎五臟背俞穴的名稱及定位。《素問·氣府論》提出「五臟之俞各五，六腑之俞各六」，但未列出穴名及定位。直至晉·王叔和《脈經》補入膽俞、胃俞、大腸俞、小腸俞和膀胱俞五腑背俞穴，才明確了肺俞、腎俞、肝俞、心俞、脾俞、大腸俞、膀胱俞、膽俞、小腸俞、胃俞等十個背俞穴的名稱和位置。此後，晉·皇甫謐《針灸甲乙經》補入了三焦俞及其定位，唐·孫思邈《備急千金要方》又補充了厥陰俞，至此十二背俞穴始而完備。

（二）背俞穴診治功能 [2,3]

　　內經中有多篇關於背俞穴主治的描述，《靈樞·五邪》記載「邪在肺，則病皮膚痛，寒熱，上氣喘，汗出，咳動肩背。取之膺中外俞，背三節五臟之傍」。《靈樞·癲狂》記載「厥逆腹脹滿，腸鳴，胸滿不得息，取之下胸二脅，咳而動手者，與背俞以手按之立快者是也」。《靈樞·雜病》記載「心痛，當九節刺之，按已刺按之，立已；不已，上下求之，得之立已"。《素問·奇病論》記載「膽虛氣上溢，而口為之苦，治之以膽募俞」。《素問·長刺節論》記載「迫臟刺背，背俞也」。從內經的描述中可知，各類臟腑急重症與慢性病，取用背俞穴有直接且快捷的療效，而除了其治療意義外，背俞穴亦可做為臨床診斷的重要依據，《難經·六十七難》曰：「陰病行陽，俞在陽」即說明五臟有病多反應在背俞穴，某背俞穴找到反應點，可做為診斷某臟有疾的參考。張景岳《類經七卷·經絡類十一》中指出：「五臟居於腹中，其脈氣俱出於背之足太陽經，是為五臟之俞」。背俞穴為經氣運輸的通路，是聯繫身體內外的樞紐，故能反映人體內臟生理、病理的變化，以作為診斷的依據，也可用於治療各類臟腑疾病，有直接且快捷的療效，因此常被廣泛應用於臨床。

背俞穴之功效機理常受各界研究討論，然而對於背俞穴之排列順序意義卻鮮少被提及。本文目的即藉由分析古代典籍及現代相關文獻，對膀胱經背俞穴的部位分布排列順序和臟腑生理病理及臨床診療進行結合，揭示其包含的許多中醫生理病理及通經關係的概念。

二、材料

透過電腦檢索中國期刊全文數據庫 1995 至 2015 期間與膀胱經背俞穴部位分布及主治作用相關之文獻，及中醫古籍中相關論述。

三、方法

對古代典籍及現代文獻中有關膀胱經背俞穴的部位分布及主治作用論述進行收集整理與分析，探討與歸納膀胱經背俞穴之部位分布及排列順序，揭示其中的主治規律以及其包含的各類通經概念。

四、結果

膀胱經背俞穴的部位安排，可分為上中下三部，分別為司循環呼吸的心肺功能區；司消化作用的肝膽脾胃功能區；司泌尿生殖的腎膀胱功能區。膀胱經背俞穴的排列順序，涵蓋中醫基礎理論的五行生剋關係及各類通經法則，包含表裡經、手足同名經、俞募配穴，也包含源自於內經的五門十變法和臟腑通治法之概念。背俞穴的精細巧妙排列，加強了中醫理論中的經絡基礎，背俞穴之部位及排列順序與臟腑生理病理特性高度相關，具有診斷與治療意義，將詳細討論如下。

五、討論

在本節中，將依膀胱經背俞穴的部位分布及排列順序兩大主軸，詳細討論

其與臟腑生理病理和經絡通經概念高度相關之臨床診治意義。

（一）膀胱經背俞穴的部位分布 [2,4,5,6,7,8,9]

在現代解剖學中，調理內臟功能之內臟神經中的交感神經就由脊神經的內臟傳出纖維等組成，於脊柱兩側組成交感幹，分布於心肌，胃，腸平滑肌，脾，胰，肝，腎等，調理內臟器官功能 [4]。各臟腑器官與其相應神經節段請參考下表一 [5]。

表一 臟腑器官與其相應神經節段

器官	器官的神經節段
肺	T1-5
心	T1-5
肝	T7-9
脾	T6-10
腎	T11-T12
膽	T6-T10
胃	T6-T10
大腸	T11-12
小腸	T9-11
三焦	
膀胱	T11-12 S2-S4

*劉智斌、牛曉梅，論背俞穴定位的神經解剖學基礎，中國中醫基礎醫學雜誌

從背俞穴的位置看，背俞穴與其相應的臟腑位置相鄰近，且與該臟腑在體表的投影相接近，且背俞穴與交感幹，交脊聯繫點關係非常密切，交感幹與交脊聯繫點的體表投影線與膀胱經背部內側線俞穴總重合率為 80%。背俞穴的分

布規律與脊神經節段性分布特點大致吻合 [2]。滑伯仁曾説：陰陽經絡，氣相互貫，臟腑腹背，氣相通應。在背部俞穴中，五臟背俞穴的分佈與內臟的關係最為明顯。肺俞，心俞，肝俞，脾俞，腎俞五個背俞穴所處位置的或上或下，與相關內臟的所在部位是對應的 [6]。因此，若將人體臟腑依解剖位置及功能，分成上中下三大區塊，上區塊即位於胸腔，屬於主循環呼吸的心肺區；中區塊為腹腔，屬於主消化作用的肝膽脾胃區；下區塊為骨盆腔，屬於主泌尿生殖的腎膀胱區；而膀胱經背俞穴之排列方式，也遵循此規律，其與臟腑生理病理關係，分別詳述如下：

1. 司循環呼吸的心肺功能區：膀胱經上背部俞穴，對應上焦心肺區，其功能特點主要與心、肺之功能作用有關，其包含五個穴位，即胸椎第二、三、四、五、六脊棘下，旁開 1.5 寸，分別為風門、肺俞、厥陰俞、心俞、督俞五穴，其主治與傷風咳嗽、氣喘胸悶、心痛驚悸等有關。《素問‧靈蘭秘典論》：「心者君主之官，神明出焉；肺者相傅之官，治節出焉。」人之一身，皆氣血之所循行，肺位於胸腔，在人體臟腑中位置最高，故又稱為華蓋，協助心推動以及調節氣血的運行。《靈樞‧營衛生會》也因此提出「上焦如霧」，描述心肺從高處輸布氣血的作用。《素問‧刺禁論》説明「鬲肓之上，中有父母」。《難經‧三十二難》更明示：「心者血，肺者氣，血為榮，氣為衛，相隨上下，謂之榮衛，通行經絡，營周於外，故令心肺在鬲上也。」心為陽，父也，肺為陰，母也，肺主於氣，心主於血，其榮衛於身，故為父母位居於鬲上。因此心、肺轉輸於背部膀胱經的肺俞、心俞，亦位於背俞穴之最高位。而心俞之上的厥陰俞，為心包之轉輸，《內經》比喻心包為心之宮城，具有保護心臟，代心受邪之功，其背俞穴即位於心俞之上。《溫熱論》：「溫邪上受，首先犯肺，逆傳心包」，風寒暑濕燥火六淫之邪，多先侵犯主一身之表的肺，厥陰俞身負隔絕來自肺俞的外邪侵入心臟的重要作用。督俞為督脈轉輸於背部之俞穴，而督脈為陽脈之海。心督主陽，與陽氣的散發有關，而心主火，需要許多陽氣的補充以維持其功能。督俞正好位於心俞之下，源源不絕的提供陽氣給予心俞。

2. 司消化作用的肝膽脾胃功能區：膀胱經中背部俞穴，對應中焦肝膽脾胃區，其包含五個穴位，皆與消化、吸收及輸布水穀精微等功能有關，即胸椎第七、九、十、十一、十二脊棘下旁開1.5寸分別為膈俞、肝俞、膽俞、脾俞、胃俞。膈俞主治嘔吐呃逆，與食物之受納有關。膈俞對應至前方的橫膈膜，為呼吸系統的天然屏障，直向經絡均貫膈，是人體重要的經脈轉運站。八會穴中「血會膈俞」，中焦化氣取汁，奉心火而為血。五臟中「心主血」、「肝藏血」，《針灸大成》注解：「血病治此，蓋上則心俞，心主血；下則肝俞，肝藏血；故膈俞為血會。」因此膈俞亦扮演著血液轉運站。而肝膽脾胃俞，其排序含有「肝升膽降」與「脾升胃降」氣機上升下降、臟上腑下的小周天概念。依中醫基礎理論，肝主疏泄，肝的疏泄功能正常時，全身氣機疏通暢達，將有助於脾升胃降二者之間的協調，才能使水飲食物的消化運動正常進行。《靈樞·本輸》曰：「膽者，中精之府」，指出膽腑內藏膽汁，參與飲食物的消化，是脾胃運化功能得以正常進行的重要條件，可見肝膽與中焦運化密切相關，因此其轉輸於背部之肝俞、膽俞亦應與脾胃運化相關。而再依序排列的即為脾俞、胃俞，脾胃俞本與脾胃功能相關。

3. 司泌尿生殖的腎膀胱功能區：膀胱經下背部俞穴，對應下焦腎胱區，其包含七個穴位，即腰椎第一、二、三、四、五脊棘下旁開1.5寸分別為三焦俞、腎俞、氣海俞、大腸俞、關元俞；骶椎第一、二節下旁開1.5寸分別為小腸俞、膀胱俞。其中三焦俞、腎俞、大腸俞、小腸俞、膀胱俞，皆與水液代謝有關，例如三焦俞：《素問·靈蘭秘典論》曰：「三焦者，決瀆之官，水道出焉。」也就是說，三焦有疏通水道，運行水液的功能。腎俞：《素問·逆調論》曰：「腎者水臟，主津液」指出腎主水，有主持和調節人體津液代謝的作用。大腸俞：大腸生理功能主傳化糟粕，即吸收飲食物糟粕中的殘餘水分並將糟粕排出，大腸經主「津」所生病，可見其與水液代謝密切相關。小腸俞：小腸生理功能主受盛和化物、泌別清濁，即指小腸消化飲食物後，將其泌別清濁為水穀精微和食物殘渣，一則以吸收，其餘送到大腸，吸收水穀精微的同時，也吸收了大

量的水液，小腸經主「液」所生病，亦與水液代謝密切相關。膀胱俞：《素問‧靈蘭秘典論》曰：「膀胱者，州都之官，津液藏焉，氣化則能出矣。」強調了膀胱貯尿排尿功能及其與水液代謝之關聯。膀胱經下背部之三焦俞、腎俞、大腸俞、小腸俞、膀胱俞，皆與水液代謝有關，且尿液為津液所化，在腎的氣化作用下形成尿液，下輸膀胱，使得其亦與泌尿功能密切有關。

　　另一方面，腎俞、氣海俞、關元俞皆與生殖功能有關，例如腎俞：《素問‧六節臟象論》曰：「腎者主蟄，封藏之本，精之處也。」《素問‧金匱真言論》曰：「夫精者，身之本也。」根據中醫基礎理論，腎藏精，精化氣。腎氣的主要生理功能是促進機體的生長發育和生殖。而氣海俞與關元俞分別為任脈氣海穴與關元穴，脈氣轉輸於背部之俞穴，任脈總任陰脈之間的關係，調節陰經的氣血，故又稱為「陰脈之海」。另一方面任脈起於胞中，任含有「妊」之意，與妊娠有關，故稱「任主胞胎」。其中氣海穴為原氣之海，主一身之氣；關元穴為元陰元陽之關。據此，腎俞、氣海俞、關元俞等膀胱經下背部的三個俞穴皆與生殖功能有關。整體來說，從第一腰椎至第二骶椎之背俞穴，與泌尿生殖功能相關，可歸於下焦司泌尿生殖之腎胱區，正對於人體結構之骨盆腔功能。無論是水液代謝、泌尿生殖功能，腎俞扮演重要角色，體現《素問‧脈要精微論》所述「腰者腎之府，轉搖不能，腎將憊矣。」之內涵。

　　俞穴的主治特點和規律與其部位相關 [7]。背俞穴主治除了與相應臟腑疾病，相表裡臟腑疾病，相應臟腑所屬的五官五體病相關外，背俞之間亦有縱向經氣擴布的聯繫，故上下相鄰的背俞穴，由於位置相近，經氣相通，主治效能常有相同之處 [8]。就如同上述所提到的器官神經節段分布（詳見表格一），每一器官的神經節段都屬區塊性分布，包含上下相鄰的交感幹，例如膀胱的神經節段包含 T11-T12 及 S2-S4，呼應了各相鄰的背俞穴其經氣相同，主治效能相同，能加強彼此療效。陶之理與任文慶（1995）觀察「關元俞」「膀胱俞」傳入神經元與膀胱傳入神經元的節段性分布與聯繫，發現其二者的傳入神經元節段相

互重疊 9 個節段〔L2-S5〕，當
針灸這兩穴位時傳入神經元將
刺激傳至脊髓並可經上行束至
丘腦進行整合，對膀胱機能進
行調整以達到治療效果 [9]。可
見背俞穴與其臟腑及神經解剖
學彼此高度相關。劉智斌與牛
曉梅（2013）探討背俞穴定位
的神經解剖學基礎，指出神經
傳導是針感效應發揮作用的解
剖學基礎，而神經系統的節段
性支配及體表，內臟信息傳遞
的會聚現象為背俞穴治療臟腑
疾病提供了解剖學上的支持，
並提出華佗夾脊穴這種多點

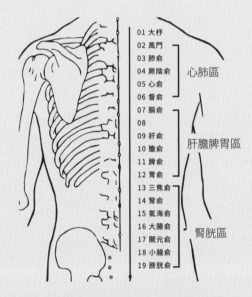

01 大杼
02 風門
03 肺俞
04 厥陰俞
05 心俞
06 督俞
心肺區
07 膈俞
08
09 肝俞
10 膽俞
11 脾俞
12 胃俞
肝膽脾胃區
13 三焦俞
14 腎俞
15 氣海俞
16 大腸俞
17 關元俞
18 小腸俞
19 膀胱俞
腎膀胱區

圖一說明：膀胱經背俞穴的部位安排，分為上中下三部，
分別司循環呼吸的心肺功能區；司消化作用的肝膽脾胃功能
區；司泌尿生殖的腎膀胱功能區。

對一臟或一腑的取穴法更符合生理與病理上神經解剖學體表與臟腑的聯繫關係
[5]。呼應了我們將背俞穴分成區塊性來進行其主治功效探討，利用鄰近背俞穴
的區塊性搭配診治方法，能夠提高主治療效。

綜上所述，膀胱經背俞穴的排列方式，確實與人體的結構及其功能表現高
度相關，可將背俞穴對照人體臟腑解剖位置及功能，分成上中下三大區塊〔見
圖一〕，在臨床治療時，若以區塊性的角度進行診療，將可提高診斷及療效的
準確度及強度，可作為臨床診斷或治療的參考。

(二) 膀胱經背俞穴的排列順序

1. 五行生剋關係 [10]：膈俞、肝俞、膽俞、脾俞、胃俞彼此相鄰而居，肝
膽俞位於膈俞之下，脾胃俞之上，與「土得木而達」的生理特色高度相關，提

供了一旦肝疏泄功能異常出現「太過」與「不及」時，產生「木來剋土」或「木不疏土」的可能管道。《素問·寶命全形論》記載了五行間相互剋制的關係，其曰：「木得金而伐，火得水而滅，土得木而達，金得火而缺，水得土而絕，萬物盡然，不可勝竭。」人體作為一個整體，五行中任何一個聯繫的失常，包括「太過」、「不及」均可導致疾病產生。其中關於「土得木而達」在生理上即說明，木能剋土亦能疏土，土氣的健運有賴肝氣的疏泄條達。若肝疏泄功能異常，無以助脾之升散，影響於脾，脾氣不升則飧瀉，脾氣不通則腹痛，而成為痛瀉之證；若肝疏泄功能異常，無以助胃之降濁，胃氣不降，反而上逆則噯氣、呃逆、噁心嘔吐，胃氣不通則脘腹脹痛。前者稱為肝脾不和；後者稱為肝胃不和，臨床上可將此現象統稱為「木土失和」[10]。

膈俞與肝俞，中間空隔第八胸椎。膈俞本穴內應橫膈，故名膈俞。《靈樞·邪氣臟腑病形》記載：「脾脈……微急為膈中，食飲入而還出…」。提出膈又有『噎膈』之意。《素問·至真要大論》：「太陽之復…心胃生寒，胸膈不利，心痛痞滿。」說明胸膈不利，亦即胸與橫膈部之滯塞堵悶，可能導致心痛痞滿之症狀。《諸病源候論·五膈氣候》中記載：「患膈之為病，心下苦實滿，意輒酢心，食不消，心下積結，牢在胃中，大小便不利。」根據上述文獻摘錄可知，膈俞本身能反

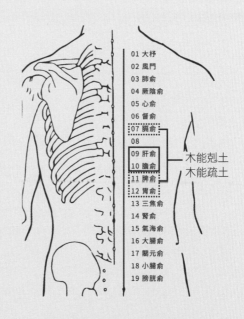

01 大杼
02 風門
03 肺俞
04 厥陰俞
05 心俞
06 督俞
07 膈俞
08
09 肝俞
10 膽俞
11 脾俞
12 胃俞
13 三焦俞
14 腎俞
15 氣海俞
16 大腸俞
17 關元俞
18 小腸俞
19 膀胱俞

木能剋土
木能疏土

圖二說明：背俞穴的排列順序含有五行間相互剋制關係。肝膽俞位於膈俞之下，脾胃俞之上，與「木能疏土」的生理特色及「木能剋土」的病理管道高度相關。

應出五行中屬『土』之部分。於《靈樞・本臟》中更記載了膈與肝之間的相互關聯：「肝大則逼胃迫咽，迫咽則苦膈中，且脅下痛。」肝與膈之間亦能產生「木土失和」之情形，而在膀胱經背俞穴上，第七椎旁的膈俞與第九椎旁的肝俞正好中間空一椎而相鄰，暗示者木過旺來剋土，即會看到木土失和的情況發生。同樣的，在第九、十胸椎脊棘下旁開 1.5 寸的肝俞、膽俞之後，緊鄰的就是第十一、十二胸椎脊棘下旁開 1.5 寸的脾俞、胃俞，再次強調了木與土之間的密切關係。由此可知，膀胱經背俞穴的排列揭示了五行間相互剋制的關係（見圖二），可供臨床診斷或治療上的參考。

2. 表裡經關係：在背俞穴的排列順序中，肝俞、膽俞相鄰；脾俞、胃俞相鄰，彼此為表裡經關係。根據《靈樞・經脈》中的記載，十二經脈中互為表裏的陰陽兩經在四肢末端交接，陰經屬臟絡腑，陽經屬腑絡臟，說明了經絡及臟腑之間表裡絡屬的關係，成為歷代通經概念中最被廣為應用的通經法。在膀胱經背俞穴中，肝俞與膽俞緊鄰一起，互相為表裡關係。脾俞與胃俞緊鄰一起，互相亦為表裏關係（見圖三）。膀胱經背俞穴排列方式中包含了表裡經的通經概念於其中。

3. 五門十變法通經關係
[11]：在背俞穴的排列順序中，膽俞、脾俞相鄰，胃俞、腎俞相間，彼此為五門十變法通經關係。「五門十變法」源自於《內經》。《素問・天元紀大論篇》曰：「甲己

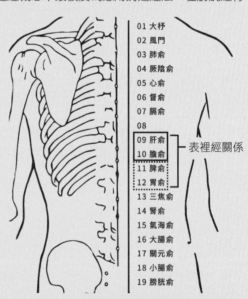

01 大杼
02 風門
03 肺俞
04 厥陰俞
05 心俞
06 督俞
07 膈俞
08
09 肝俞 ⎫
10 膽俞 ⎬ 表裡經關係
11 脾俞 ⎫
12 胃俞 ⎭
13 三焦俞
14 腎俞
15 氣海俞
16 大腸俞
17 關元俞
18 小腸俞
19 膀胱俞

圖三說明：背俞穴排列方式，包含表裏經通經概念。肝俞與膽俞緊鄰，脾俞與胃俞緊鄰。

之歲，土運統之。乙庚之歲，金運統之。丙辛之歲，水運統之。丁壬之歲，木運統之。戊癸之歲，火運統之。」此外，《素問・五運行大論篇》亦曰：「土主甲己，金主乙庚，水主丙辛，木主丁壬，火主戊癸。」五門十變法在中醫上的運用，首先以天干配十個臟腑，再以對位法將兩個臟腑配為一組，陰陽相合，剛柔相配，如表二 [11]。

表二　五門十變法

天干	甲	乙	丙	丁	戊
經絡	膽	肝	小腸	心	胃
天干	己	庚	辛	壬	癸
經絡	脾	大腸	肺	膀胱	腎
合化	土	金	水	木	火

*沈邑穎、陳藝文，經絡通經概念－五門十變法及臟腑通治法－理論篇，中醫藥研究論叢

　　如表格第一欄所示，膽（甲）與脾（己）為相應的臟腑，透過五門十變法，二者經氣相通。而在膀胱經背俞穴中，膽俞位於第十胸椎脊棘下旁開 1.5 寸，脾俞位於第十一胸椎脊棘下旁開 1.5 寸，兩者正好緊鄰而居（見圖四）。而表格第五欄所示，胃（戊）與腎（癸）為相應的臟腑，胃俞及腎俞分別位於第十二、第十四胸椎脊棘下旁開 1.5 寸，中間間隔三焦俞，三焦屬相火，為原氣之別使，可強化「戊癸合化火」之依據。由此可知，膀胱經背俞穴排列方式中，亦包含了五門十變法的通經概念於其中。

　　4. 臟腑別通法通經關係 [11]：在背俞穴的排列順序中，三焦俞、腎俞相鄰，彼此為臟腑別通法通經關係。「臟腑通治法」理論源自於《內經》。《素問・

陰陽離合論篇》曰：「是
故三陽之離合也，太陽為
開，陽明為闔，少陽為
樞。」「是故三陰之離合
也，太陰為開，厥陰為闔，
少陰為樞。」臟腑通治法
在中醫上的運用，是「對
位」概念的應用。屬性為
「開」的經絡相對，即太
陽配太陰；屬性為「樞」
的經絡相對，即少陽配少
陰；屬性為「闔」的經絡
相對，即陽明配厥陰，然
後再以手足經相配，如表
三 [11]。

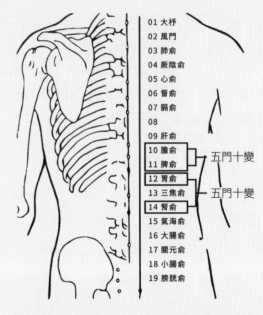

01 大杼
02 風門
03 肺俞
04 厥陰俞
05 心俞
06 督俞
07 膈俞
08
09 肝俞
10 膽俞 ⎤ 五門十變
11 脾俞 ⎦
12 胃俞 ⎤ 五門十變
13 三焦俞 ⎦
14 腎俞
15 氣海俞
16 大腸俞
17 關元俞
18 小腸俞
19 膀胱俞

圖四說明：背俞穴排列方式，包含五門十變法通經概念。膽
（甲）與脾（己）透過五門十變法，二者經氣相通，而在膀胱
經背俞穴中，膽俞與脾俞緊鄰而居。胃（戊）與腎（癸）二者
經氣相通，而在膀胱經背俞穴中，胃俞與腎俞隔著三焦俞共處。

表三　臟腑通治法

	開—太陽及太陰		樞—少陽及少陰		闔—陽明及厥陰	
	足經	手經	足經	手經	足經	手經
陽經	膀胱	小腸	膽	三焦	胃	大腸
陰經	脾	肺	腎	心	肝	心包
手足經合化	膀胱—肺	小腸—脾	膽—心	三焦—腎	胃—心包	大腸—肝

* 沈邑穎、陳藝文，經絡通經概念—五門十變法及臟腑通治法—理論篇，中醫藥研究論叢

如表格中間欄所示，手少陽三焦經與足少陰腎經，透過臟腑通治法，兩者經氣相通，而在膀胱經背俞穴中，三焦俞位於第一腰椎脊棘下旁開 1.5 寸，腎俞位於第二腰椎脊棘下旁開 1.5 寸，兩者正好緊鄰而居（見圖五）。依據中醫基礎理論，腎藏精，精化氣，原氣根源於腎，須通過三焦而運行於全身。即如《難經．六十六難》曰：「三焦者，原氣之別使也」。《靈樞．經脈》曰：「三焦是主氣所生病者。」

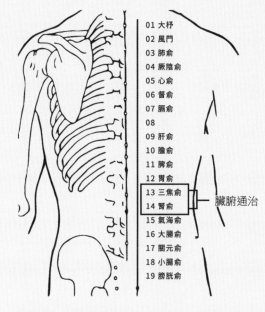

01 大杼
02 風門
03 肺俞
04 厥陰俞
05 心俞
06 督俞
07 膈俞
08
09 肝俞
10 膽俞
11 脾俞
12 胃俞
13 三焦俞
14 腎俞 ── 臟腑通治
15 氣海俞
16 大腸俞
17 關元俞
18 小腸俞
19 膀胱俞

圖五說明：背俞穴排列方式中，包含臟腑通治法通經概念。三焦經與腎經，透過臟腑通治法，兩者經氣相通，而在膀胱經背俞穴中，三焦俞與腎俞緊鄰而居。

說明人體的原氣，是通過三焦而布散至人體五臟六腑，進而充斥於全身的，三焦俞與腎俞兩者比鄰而居，正好可提供腎中精氣物質，藉由三焦運送於全身的良好通路。由以上論述可知，膀胱經背俞穴排列方式中，亦包含了臟腑通治法的通經概念於其中。

5. 手足同名經通經關係：在背俞穴的排列順序中，小腸俞、膀胱俞相鄰，彼此為手足同名經通經關係。依中醫基礎理論「同氣相求」的原則，以及經脈循行的交接，手足同名經在經氣上是互相關聯的。例如：手足陽明經在面部鼻翼旁相接，手足少陽經在目外眥旁相接，手足太陽經在目內眥相接等（見圖六）。

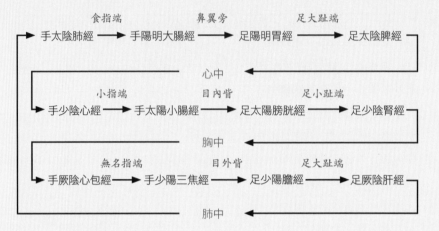

圖六說明：經脈循行交接圖——透過手足經的經氣相通與經脈聯繫，表明了手足同名經之間具有互相疏通協調之功能，為通經法之一，如表四。

表四　手足同名經

經絡	太陽		陽明		少陽		太陰		少陰		厥陰	
	足	手	足	手	足	手	足	手	足	手	足	手
相通	膀胱	小腸	胃	大腸	膽	三焦	脾	肺	腎	心	肝	心包

　　如表格第一欄所示，足太陽膀胱經與手太陽小腸經為手足同名經，二者經氣相通，而在膀胱經背俞穴中，小腸俞位於第一骶椎脊棘下旁開 1.5 寸，膀胱俞位於第二骶椎脊棘下旁開 1.5 寸，兩者緊鄰而居（見圖七），提示著膀胱經背俞穴排列方式中，亦包含了手足同名經的通經概念於其中。

6. 俞募穴關係 [12]：在背俞穴的排列順序中，關元俞、小腸俞相鄰，彼此為手足同名經通經關係。俞穴是臟腑之經氣轉輸於背部的腧穴，募穴是臟腑之經氣結聚於胸腹部的腧穴，兩者均在軀幹部，多位於實質臟腑的附近，兩者與其對應的臟腑在生理功能與病理變化方面有密切聯繫，臨床多可配合使用，如表五。

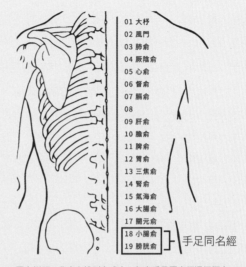

01 大杼
02 風門
03 肺俞
04 厥陰俞
05 心俞
06 督俞
07 膈俞
08
09 肝俞
10 膽俞
11 脾俞
12 胃俞
13 三焦俞
14 腎俞
15 氣海俞
16 大腸俞
17 關元俞
18 小腸俞 ⎫
19 膀胱俞 ⎭ 手足同名經

圖七說明：背俞穴排列方式中，包含手足同名經通經概念。足太陽膀胱經與手太陽小腸經為手足同名經，二者經氣相通，而在膀胱經背俞穴中，小腸俞與膀胱俞緊鄰而居。

表五 俞募配穴

背部【俞穴】	對應臟腑	腹部【募穴】
肺俞（屬膀胱經）	肺	中府（屬肺經）
厥陰俞（屬膀胱經）	心包	膻中（屬任脈）
心俞（屬膀胱經）	心	巨闕（屬任脈）
肝俞（屬膀胱經）	肝	期門（屬肝經）
膽俞（屬膀胱經）	膽	日月（屬膽經）
脾俞（屬膀胱經）	脾	章門（屬肝經）
胃俞（屬膀胱經）	胃	中脘（屬任脈）
三焦俞（屬膀胱經）	三焦	石門（屬任脈）
腎俞（屬膀胱經）	腎	京門（屬膽經）
大腸俞（屬膀胱經）	大腸	天樞（屬胃經）
小腸俞（屬膀胱經）	小腸	關元（屬任脈）
膀胱俞（屬膀胱經）	膀胱	中極（屬任脈）

湯志剛（2014）指出，俞募穴生理上是五臟六腑之氣轉輸和匯聚的處所，在病理上俞募穴是內臟和體表病氣出入的部位。由於陰陽經絡氣相交貫，臟腑腹背氣相通應，因此屬於陰性的病症（臟病，寒證，虛證），可以取治位於陽分的背俞穴，屬於陽性的病症（腑病，熱病，實證）可以治療與其相應的位於胸腹部的「募穴」。若同時針刺俞穴和募穴可使針感迅速到達臟腑，更好地調整臟腑經絡氣血功能。同時俞募二穴可相互診察病症，所謂「審募而察俞，審俞而診募」，作為協助診斷的一種方法 [12]。

　　如表格中所示，小腸俞為小腸之背俞穴，小腸之募穴則為任脈關元穴，小腸俞與關元穴為一組俞募穴，而在膀胱經背俞穴中，關元俞位於第五腰椎脊下旁開 1.5 寸，小腸俞位於第一骶椎脊下旁開 1.5 寸，兩者緊鄰而居（見圖八），提示著膀胱經背俞穴排列方式中，亦包含了俞募穴配穴的概念於其中。

　　綜上所述，背俞穴的排列方式，涵蓋了大量的通經概念於其中，包含了一般常用之表裡經、手足同名經、俞募配穴之間的聯繫外，也擴及五門十變法、臟腑通治法等更寬廣的經絡通經概念，能夠補充中醫理論中的經絡基礎，可更加擴大於臨床應用思路與提升療效。

　　劉立公（2004）對於古代文獻中膀胱經及其俞穴主治進行統計報告發現，與其

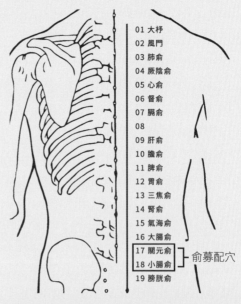

01 大杼
02 風門
03 肺俞
04 厥陰俞
05 心俞
06 督俞
07 膈俞
08
09 肝俞
10 膽俞
11 脾俞
12 胃俞
13 三焦俞
14 腎俞
15 氣海俞
16 大腸俞
17 關元俞
18 小腸俞　｝俞募配穴
19 膀胱俞

圖八說明：背俞穴排列方式中，包含俞募穴概念。小腸俞與關元穴為俞募配穴，而小腸俞與關元俞緊鄰而居。

他各經相比，膀胱經行程最長，分布最廣，又通過背俞穴與五臟六腑相連，故其作用最為廣泛，可歸納為三類，其一為治療膀胱經循行部位疾患，其二為治療胸腹部臟腑器官病症，其三為補虛，散寒，清熱，袪風。根據靈樞衛氣：氣在腹者，止之背俞，故膀胱經背俞穴可治療胸腹腔內五臟六腑及相關器官的病症，也因為膀胱經背俞穴是臟腑之氣輸注之處，故其可調整臟腑的功能，從而起到補虛作用 [13]。

根據《難經‧第二十三難》：足三陽之脈從足至頭，長八尺，六八四丈八尺。足三陽經是循行人體長度較長的經脈，而足三陽經中，又以足太陽膀胱經起於目內眥（睛明穴），向上交會於頭頂部（百會穴）後，繞至人體背部一路向下循行至足部小趾外側端（至陰穴），成為十二經脈中，循行路徑最長之經脈。

十二正經中，頭為諸陽之會，手三陽之脈從手走頭，足三陽之脈從頭走足，六條陽經皆可在頭部相會之外，足厥陰肝經正經循行與督脈會於巔，其餘五條陰經亦分別通過經別上達喉嚨、舌咽、耳目、面項等與陽經經別相合上達頭部（註1）。奇經八脈中，督脈為陽脈之海，膀胱經背部經脈夾督脈而行，《奇經八脈考》：督脈會太陽於目內眥睛明穴 。陽維用於維繫全身陽經，《針灸甲乙經》：金門，陽維所別屬也 ，陽維脈起於膀胱經金門穴。陽蹻脈與人體活動睡眠等有密切相關，亦起於膀胱經申脈穴。通過上述這些路徑，膀胱經除可與其他十一條經脈相互連接溝通外，亦與奇經八脈中統領人體陽氣之經脈密切相關，也因此有所謂「大陽」、「巨陽」 之稱，使其對於各臟腑經絡有著特別重要的調節作用，也呼應了為何膀胱經需在其背部循行路徑上，設置了溝通五臟六腑的背俞穴作為「中繼站」。

何玲（2003）臨床經驗指出，背俞穴臨床治療以臟腑病為主，可兼治體竅其華之病變，其配穴方法多樣，可表裡相配，三焦相配，五行相配，俞原相配等以提高療效 [14]。若我們再結合劉智斌與牛曉梅（2013）多點對一臟或一

腑的取穴法，即可發現，背俞穴的排列方式本身，除了直觀的臟腑投影位置對應關係外，其鄰近背俞穴以區塊性的方式呈現了五行生剋關係，以及表裡經、手足同名經、俞募配穴，五門十變法和臟腑通治法等，鄰近背俞穴的區塊性搭配診治方法，將確實能夠提高主治療效。

　　總而言之，背俞穴的部位分布及精細巧妙的排列順序（圖九），加強了中醫理論中的經絡基礎，補充闡釋經絡及穴位治療之中醫診療思路，而中醫理論所重視的「整體觀」，強調人體各組成部分，在結構上不可分割，在功能上相互協調制約，以及在病理上相互影響的概念，在背俞穴的安排上也清晰可見。於臨床上，若能理解背俞穴排列順序之揭示意義，能夠更提升臨床診斷與治療水準。例如，透過背部俞穴之望診或觸診，根據「有諸內必形諸外」之理論，

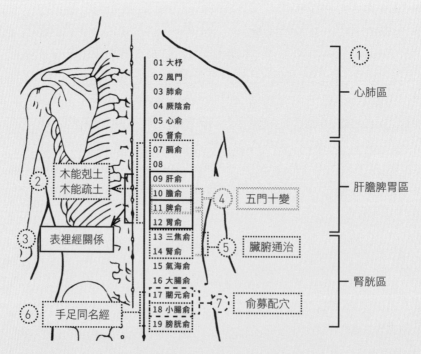

圖九說明：背俞穴排列順序臨床診治意義總圖

對於病人疾病之辨證分析可產生輔助作用，增加臨床進行臟腑辨證或經絡辨證之精確度，而在治療方面，在其相應部位，透過拔罐、血絡放血、或適當的背俞穴搭配亦可成為良好的治療法則之一。

六、結論

　　膀胱經背俞穴的部位安排，除了分為上中下三部，分別司循環呼吸的心肺功能區；司消化作用的肝膽脾胃功能區；司泌尿生殖的腎膀胱功能區之外，其背俞穴排列順序，亦涵蓋中醫基礎理論的五行生剋關係及表裡經、手足同名經、俞募配穴、五門十變法和臟腑通治等各類通經法則。背俞穴的精細巧妙排列，加強了中醫理論中的經絡基礎，背俞穴為臟腑之氣轉注於背的腧穴，是經氣運輸的通路，也是聯繫身體內外的樞紐，故能反映人體內臟生理、病理的變化，以作為診斷的依據，也可用於治療各類臟腑急重症與慢性病，有直接且快捷的療效，因此常被廣泛應用於臨床。若能理解背俞穴之部位及排列順序與臟腑生理病理間的涵義，將能夠更提升臨床診斷與治療水準。本文針對膀胱經背俞穴排列順序的診療意義進行初探及初步結論，其所含的相關意義仍需更多專家先輩的參與，及應用更先進嚴謹的研究方法來加以探討。

——原載《中華針灸醫學會雜誌》Vol.18 No.2 March 2016

註1：手太陰之正，別入淵液少陰之前，入走肺，散之大腸，上出缺盆，循喉嚨，復合陽明。手心主之正，別下淵液三寸，入胸中，別屬三焦，上循喉嚨，出耳後，合少陽完骨之下。手少陰之正，別入於淵液兩筋之間，屬於心，上走喉嚨，出於面，合目內眥。足太陰之正，上至脾，合於陽明，與別俱行，上結於咽，貫舌本。足少陰之正，至膕中，別走太陽而合，上至腎，當十四椎，出屬帶脈。直者，繫舌本，復出於項，合於太陽。

七、參考文獻

1. 苑家敏、鍾蘭，背俞穴概述，實用中醫藥雜誌，2012，28（3）：236-237

2. 吳新貴、何源浩，背俞穴的主治作用及其機制，中國臨床康復，2006，10（43）：170-182

3. 賈杰、趙京生，臟腑背俞主治與足太陽膀胱經之關係，中國針灸，2005，25（6）：414-416

4. 嚴健民，論足太陽膀胱經在經脈學說中的歷史地位，中國中醫基礎醫學雜誌，2003，9（11）：57-59

5. 劉智斌、牛曉梅，論背俞穴定位的神經解剖學基礎，中國中醫基礎醫學雜誌，2013，19（1）：83-85

6. 沈雪勇、倪秀冬，背部俞穴的分布與臟腑關係探討，針灸臨床雜誌，1997，13（8）：1-2

7. 趙京生，另一種對稱——論俞穴部位與主治關係的規律，中國針灸，2005，25（5）：366-368

8. 蘇妝，背俞穴主治規律分析，醫學綜述，2008，14（13）：2076-2078

9. 陶之理、任文慶，「關元俞」、「膀胱俞」傳入神經元與膀胱傳入神經元的節段性分布與聯繫，針刺研究，1995，20（4）：17-20

10. 中醫基礎理論，上海科學技術出版社，1994：68。

11. 沈邑穎、陳藝文，經絡通經概念－五門十變法及臟腑通治法－理論篇，中醫藥研究論叢，2008，11：22-36。

12. 湯志剛、楊繼若、白晶梅、張瑞、李暉霞，敦煌灸經圖背部俞穴取二寸三分與橫向經脈，西部中醫藥，2014，27（12）：25-27。

13. 劉立公、顧杰、沈雪勇、李盛，古代文獻中膀胱經及其俞穴主治的統計報告，上海針灸雜誌，2004，23（12）：42-43。

14. 何玲，背俞穴臨床應用方法探討，陝西中醫，2003，24（1）：62-63。

Explore the relationship and the clinical implication of the Back-Shu points of the Bladder Channel

Yi-Chen Chen [1] , Hsin-Chieh Wu [1] , Hsin-Hwa Kao [2] , Yi-Wen Chen [2] , Yi-Ying Shen [2]

1 Department of Chinese Medicine, Buddhist Tzu Chi General Hospital, Hualien, Taiwan

2 Department of Chinese Medicine, Kuanshan Tzu Chi Hospital, Taitung, Taiwan

Abstract

Objective : To study on relation of Back-Shu points locations and orders with the Chinese medicine physiology, pathology, diagnosis and treatments.

Methods : Searched ancient books and the articles involving the Back-Shu points location and main symptoms. Analysis of the literature data to explain the characteristics of clinical treatment with the Back-Shu points locations and orders.

Results : The location of the Back-Shu points can divided into three parts, upper block, middle block and lower block which indicated the cardio-pulmonary function, the digestive function and genitourinary function. The order of the Back-Shu points reflected many Chinese medicine physiology, pathology and many kinds of ideas of the promotion of flow in meridians, such as, "Wu Mun Shie Bein" , "Zang Fu Tong Jih" , superficial inner meridians, the same name at hand and foot, "Shu-Mu point" et al.

Conclusion : The cleverly arranged Back-Shu points, can strengthen the foundation of traditional Chinese medicine meridian theory, explain the thinking process of Chinese medicine clinical practice. Back-Shu points transported the meridians qi, contacted the inner and outside of the body, it can reflect the physiological and pathological changes in human organs, as a basis for diagnosis, often widely used to treat severe acute and chronic diseases with direct and fast effect. If we can understand the implications of the order of Back-shu point more, we may able to enhance the clinical diagnosis and treatment levels. This paper was preliminary conclusion, the relevance of contains remains more expert participation and more advanced methods to be explored.

Key words: Bladder Channel, Back-Shu points, promotion of flow in meridians, Wu Mun Shie Bein, Zang Fu Tong Jih

圖片來源

P69 Maisei Raman ／ Shutterstock.com

P166、p182、p186（左圖）、p188、p274（下圖）Teguh Mujiono ／ Shutterstock.com

P167 joshya ／ Shutterstock.com

P168（上左圖）Andrii Bezvershenko ／ Shutterstock.com（下左圖）goa novi ／ Shutterstock.com

P175（右圖）Blamb ／ Shutterstock.com

P186（右圖）Dreamcreation ／ Shutterstock.com

P194 marilyn barbone ／ Shutterstock.com

P230（左圖）Vacancylizm ／ Shutterstock.com（右圖）cobalt88 ／ Shutterstock.com

P238 S K Chavan ／ Shutterstock.com

P239 valdis torms ／ Shutterstock.com

P268 design36 ／ Shutterstock.com

P291 Hank Grebe ／ Shutterstock.com

P295 Sebastian Kaulitzki ／ Shutterstock.com

P296 Nerthuz ／ Shutterstock.com

P303、p305（左圖）DeryaDraws ／ Shutterstock.com

P304（左圖）Sebastian Kaulitzki ／ Shutterstock.com

P306 Nerthuz ／ Shutterstock.com

P307（左圖）Sebastian Kaulitzki ／ Shutterstock.com

P309（右圖）Tefi ／ Shutterstock.com

P312、p318 SaveJungle ／ Shutterstock.com

P326 Artram ／ Shutterstock.com

P340 medicalstocks ／ Shutterstock.com

國家圖書館出版品預行編目 (CIP) 資料

經絡解密. 卷五：雙太陽健美組合，人體背景
最雄厚的護衛官 - 小腸經＋膀胱經 / 沈邑穎作.
-- 初版 . -- 臺北市：大塊文化 , 2019.12
面； 公分 . -- (Smile ; 150)
ISBN 978-986-5406-34-9(平裝)

1. 經絡 2. 經絡療法

413.165   108018030